M. Herbst / H. Goeke
Ernährungsempfehlungen für Krebskranke in Behandlung

Springer

Berlin
Heidelberg
New York
Barcelona
Hongkong
London
Mailand
Paris
Singapur
Tokio

M. Herbst / H. Goeke

Ernährungsempfehlungen für Krebskranke in Behandlung

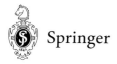 Springer

Prof. Dr. Manfred Herbst
Klinikum der Universität Regensburg
Klinik und Poliklinik für Strahlentherapie
Franz-Josef-Strauß-Allee 11
93053 Regensburg

Dr. Hildburg Goeke †
Klinikum Fürth
Institut für Anästhesiologie
Jakob-Henle-Straße 1
90766 Fürth

ISBN 3-540-66474-2 Springer-Verlag Berlin Heidelberg New York

Die Deutsche Bibliothek – CIP-Einheitsaufnahme

Ernährungsempfehlungen für Krebskranke in Behandlung / Manfred Herbst ... Berlin; Heidelberg; New York;
Barcelona; Hongkong; London; Mailand; Paris; Singapur; Tokio; Springer, 2000

ISBN 3-540-66474-2

Springer-Verlag ist ein Unternehmen der Fachverlagsgruppe BertelsmannSpringer
© Springer-Verlag Berlin Heidelberg 2000
Printed in Germany

Umschlaggestaltung: design & production, Heidelberg

Gedruckt auf säurefreiem Papier   SPIN: 10741991   18/3134 – 5 4 3 2 1 0

Vorwort

Leider wird die Beratung über eine krankheitsbezogene Ernährung bei Krebserkrankungen seitens der Ärzte bisher zu wenig berücksichtigt und angeboten. Eine der Ursachen ist, dass die Ernährungstherapie an den deutschen Universitäten nicht im Ausbildungsprogramm für Studenten enthalten ist und später in der Praxis vernachlässigt wird. Die Erkrankten orientieren sich daher ohne eine fachkompetente ärztliche Beratung häufig an unwirksamen oder sogar schädlichen Diätratschlägen verschiedener Medien und Interessenvertreter. Die gesundheitlichen Gefahren durch die Gewichtsverluste und die Möglichkeiten, diese zu vermeiden, sind in der deutschen Bevölkerung nicht hinreichend bekannt.

Diese kleine Broschüre soll Krebskranken eine Hilfe sein, gefährliche Gewichtsverluste unter den Behandlungen oder bei schwerem Krankheitsverlauf zu vermeiden und dadurch Leben und Lebensqualität zu erhalten. Zu einem erfolgreichen Ergebnis der Therapie gegen den Krebs gehören nicht nur die medizinischen Behandlungsmethoden, sondern auch die aufgeklärten und motivierten Patienten, die den Kampf gegen den Krebs zusammen mit ihren Ärzten aufnehmen wollen und führen müssen.

Mai 1999

Prof. Dr. Manfred Herbst
Dr. Hildburg Goeke

Inhalt

1 Allgemeines über Krebserkrankungen

Krebs – eine Alters- und Volkskrankheit

Krebserkrankungen in Deutschland

Jeder vierte Deutsche erkrankt gegenwärtig im Laufe seines Lebens an Krebs. Eine andere Aufschlüsselung besagt, dass es in zwei von drei deutschen Familien ein krebskrankes Familienmitglied gibt.

Zur Zeit leben 2–3 Millionen Krebskranke unter uns. Wenn die Krankheit ausbricht, ist bei vielen Krebsleiden das Durchschnittsalter der Betroffenen über 60 Jahre. Die meisten Krebskranken sind damit ältere Menschen.

Heute sind etwa 30 % der Bundesbürger über 50 Jahre alt, doch zukünftig muss mit einer Alterung der Gesamtbevölkerung und damit auch Zunahme von Krebserkrankungen gerechnet werden. Man geht davon aus, dass *350 000 Neuerkankungen jährlich* registriert werden. Es wird jedoch gegenwärtig eine *weitere Steigerungsrate um 1–2 % der Erkrankungsfälle pro Jahr* verzeichnet. Dieses entspricht einer Zahl von etwa 7000 bis 9000 zusätzlichen Krebskranken jährlich in der Bundesrepublik Deutschland. Neben der Krebskrankheit bestehen bei älteren Menschen oft *weitere altersbedingte Erkrankungen* der inneren Organe wie des Herzens, der Leber, der Nieren und der Lunge. Viele Kranke haben zusätzlich einen hohen Blutdruck oder Stoffwechselstörungen, z. B. einen Diabetes.

Sie leiden eventuell unter schweren chronischen Schmerzen durch die verschiedenen Organerkrankungen sowie Verschleißerscheinungen an den Gelenken (z. B. Arthrosen) oder einer Osteoporose. Mit den belastenden altersbedingten Beschwerden und Leiden *sind ältere Menschen oftmals depressiv.* Durch eine Krebserkrankung können die depressiven Verstimmungen verstärkt werden. Für die erfolgreiche Behandlung eines Tumorleidens müssen jedoch alle diese vielfältigen, nicht krebsbedingten Gesundheitsstörungen berücksichtigt werden.

Ärzte können im Rahmen der Behandlung Krebskranker immer wieder beobachten, dass positives Denken, Kampfgeist und Willensstärke die Krankheitsverläufe positiv beeinflussen. Die genauen Ursachen und

Abläufe solcher psychischen Einflüsse auf den Gesundheitszustand und die Abwehrkräfte des Körpers sind bisher nicht ausreichend erforscht.

Was bewegt einen Menschen, der die Diagnose „Krebs" erfährt?

Mit der Diagnose „Krebs" bricht für den Betroffenen seine heile Welt zusammen. Er fürchtet, dass er durch die Erkrankung eventuell früher sterben muss und zukünftig mit viel Leid belastet wird.

Probleme Krebskranker

Er ist erfüllt von *Ängsten und Depressionen,* da er nicht weiß, wie die Krankheit bei ihm verlaufen wird. Vor allem die Angst beherrscht nun sein Leben. Der Betroffene fürchtet sich nicht nur vor dem Tod, sondern auch vor Kräfteverfall, Siechtum und damit Immobilität, Hilflosigkeit und einer Pflegebedürftigkeit. Die Krebskranken haben Angst vor Schmerzen und dem Versagen einzelner Organfunktionen (z. B. dem Gedächtnis, einer Blasen- und Darmschwäche oder Lähmungen).

Angst und Depressionen

Die Erkrankten leiden unter Schlaflosigkeit, verlieren das Interesse an ihrer Umwelt, haben keinen Appetit und büßen ihren bisherigen Lebenssinn und Lebensrhythmus ein.

Die seelischen Nöte führen durch das Desinteresse an körperlicher und geistiger Aktivität zur sozialen Isolation. Diese betrifft sowohl den Fami-

Isolation

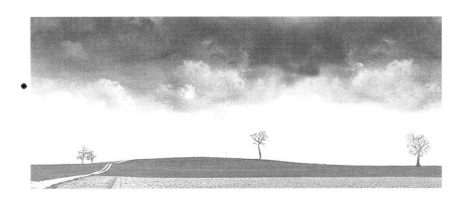

lienbereich als auch ihr sonstiges Umfeld. Vielfältige Spannungen entstehen durch belastende Verständnisprobleme zwischen den Gesunden und den Erkrankten und können ein vormals intaktes, harmonisches Familienleben gefährden. Frühere, eventuell als unverzichtbar für die Lebensqualität bewertete Freizeitbeschäftigungen verlieren ihren Wert.

Viele Erkrankte meinen auch, sie wären für das weitere Berufsleben ungeeignet und kommen durch langfristige Krankschreibungen oder frühzeitige Berentungen in finanzielle und existentielle Schwierigkeiten.

> **Der Mensch ist immer so krank, wie er sich fühlt und verhält.**

In vielen Fällen entspricht das Krankheitsbewusstsein nicht der tatsächlichen Befindlichkeit im medizinischen Sinn, und die Betroffenen besitzen eine größere Leistungsfähigkeit als sie glauben. Sie vergessen oft auch in der frühen Krankheitsphase, dass sie eventuell zu den Geheilten zählen und noch ein langes Leben mit vollen Leistungsmöglichkeiten vor sich haben.

Wie fühlt sich der Krebskranke unter den anderen, gesunden Menschen?

Bewältigungs-strategien

Die Erkrankten sehen sich mit dem Bewusstsein um die Krebserkrankung und einen möglichen Tod auf der anderen Seite des Lebensflusses stehend als die Gesunden in ihrem heilen Schlaraffenland. Die Interessen der gesunden Menschen im Alltagsleben, z. B. neue attraktive, aber teure Kleidung, Urlaubswünsche, Planungen für die Zukunft rücken für sie in unerreichbare Ferne. Damit isolieren sie sich jedoch selbst. Der aktive Kampf um das Leben und Überleben sowie Lebensqualität muss das Ziel haben, den trennenden Fluss zu den Gesunden zu überqueren. Die Ziele lassen sich nur erreichen, wenn es gelingt, die Krankheit aus dem Bewusstsein zu verdrängen und aktiv das vorherige Alltagsleben wieder aufzubauen und sich in die gesunde menschliche Gemeinschaft einzufügen.

Die Betroffenen müssen lernen, mit der Krankheit als normalem Lebensbestandteil zu leben, d. h. sie zu akzeptieren. Eine solche Problemlösung haben nicht nur die Krebskranken. Auch ein Diabetiker, Dialysepatient oder Herzinfarktpatient ist unheilbar krank. Dieses bedeutet, dass der Krebskranke auch mit dem Wissen um eine unheilbare Situation nicht einfach resignieren darf, denn kein Arzt kann den Krankheitsablauf exakt vorhersagen, und so kann ein heute als unheilbar eingestufter Krebskranker bei richtigem Verhalten, Ausnutzung der Therapiemöglichkeiten und Eigeninitiative durchaus noch viele Jahre leben.

Der Zeitgewinn schafft ihm auch die Möglichkeit, zu einem späteren Zeitpunkt neu entwickelte Behandlungsmöglichkeiten in Anspruch zu nehmen, so dass vielleicht eines Tages gesagt werden kann: Sie sind geheilt!

Die Appetitlosigkeit

Ängste, Depressionen und eventuell medizinische Behandlungen wie Operationen, Chemo- und Strahlentherapie mindern die Lust am Essen und vergällen Erkrankten im wahrsten Sinne des Wortes das Leben. Befragungen haben ergeben, *dass die Fähigkeit zum Essen ein wesentlicher Faktor für die Lebensqualität ist.* Eine zu geringe Nahrungsaufnahme wirkt sich außerdem auf den Krankheitsverlauf und die Lebensqualität aus. Sie führt durch Gewichtsverluste zu einer Minderung der körperlichen und geistigen Leistungsfähigkeit und damit eventuell zu der falschen Annahme, dass eine nicht beherrschte Krebserkrankung die Ursache sein könnte.

Für die Betroffenen ist jedoch wichtig zu wissen, dass es viele Ursachen für die Appetitlosigkeit mit resultierender zu geringer Nahrungsaufnahme und nachfolgenden Gewichtsverlusten sowie Gesundheitsstörungen gibt.

An erster Stelle der Gewichtsabnahme steht die Appetitlosigkeit mit ihren Folgen:
- zu geringe Nahrungsaufnahme
- Gewichtsverluste
- Stoffwechselstörungen
- verminderte Leistungsfähigkeit des Immunsystems
- Wundheilungsstörungen nach Operationen und Verletzungen
- ein geringeres Ansprechen des Tumors auf die Behandlungsmaßnahmen, wie z. B. Chemo- oder Strahlentherapie

Für die Betroffenen ist es wichtig zu wissen, dass die Appetitlosigkeit als Folge oder *Abwehrmaßnahme des menschlichen Körpers gegen den Tumor* zu verstehen ist. Der Körper schüttet jedoch bei allen schweren Erkrankungen wie z. B. Infektionen, nach Operationen, Unfällen oder bei anderen schweren Organerkrankungen wie einem Herzinfarkt aktivierende Substanzen, sogenannte Zytokine aus. Diese Kampfstoffe des Organismus

Faktor für die Lebensqualität

Appetitlosigkeit

Abwehr-maßnahme

sind auch gegen das Krebsgewebe gerichtet. Nach einer Grippe oder Operation kann sich der Körper im Regelfall rasch wieder erholen. Es handelt sich hier um Ereignisse mit kurzen Belastungsphasen für den Organismus. Die Situation bei einer sich entwickelnden Krebserkrankung sieht anders aus. Die Krebsgeschwulst wächst zunächst unbemerkt, eventuell über einen langen Zeitraum hinweg, bis sie entdeckt wird. Dieses kann eine langfristige Ausschüttung der Kampfstoffe des Immunsystems gegen die Krebsgeschwulst bedeuten und bewirkt eine längere Phase der Appetitlosigkeit mit ihren Folgen. Viele Erkrankte sehen zunächst ihren geringeren Appetit und die Gewichtsabnahme positiv und freuen sich über ihre schlanker und attraktiver gewordene Figur, bis sie die Diagnose „Krebs" erfahren.

So wiesen bei einer Erhebung zum Zeitpunkt der Diagnosestellung ca. 40 % der Erkrankten schleichende ungewollte Gewichtsverluste von 10 % auf und etwa 25 % (ein Viertel der Erkrankten!) beklagten Gewichtsverluste von über 20 %. Insgesamt kann man sagen, dass etwa 60 % der Betroffenen schon vor dem Bekanntwerden der Krebserkrankung an Gewicht verloren haben.

Die Appetitlosigkeit und Gewichtsverluste treten jedoch nicht bei allen Tumorarten gleichermaßen auf.

So finden wir bei Brust- oder Prostatakrebs häufig keine Beeinträchtigung des Appetits und der damit verbundenen Beeinträchtigung des Allgemeinbefindens zum Zeitpunkt der Diagnosestellung. Ausgeprägte Gewichtsverluste werden jedoch z.B. bei Darm-, Speiseröhren-, Magen-, Lungen- oder Bauchspeicheldrüsenkrebs beobachtet.

Gewichts-verluste

Warum ist die Gewichtsabnahme so gefährlich?

Bei schweren Krebserkrankungen kommt es während des Kampfes zwischen Organismus und dem Krebsgewebe zu *Regulationsstörungen im Kohlenhydrat-, Fett- und Eiweißstoffwechsel*. Durch Gewichtsverluste ver-

Immunschwäche

stärken sich diese Stoffwechselstörungen. Es kommt weiterhin zu einer Schwächung des Immunsystems und damit zu einem verminderten Ansprechen des Tumorgewebes auf Behandlungsmaßnahmen. Auch *schwere Infektionen* können häufig vorkommen. Der erfolgreiche Kampf des Betroffenen gegen den Krebs wird damit gefährdet.

Schmerzen beim Essen

Eine weitere Ursache für eine Mangelernährung sind eventuelle Schmerzen beim Essen. Sie können Folge von *Narbenbildungen* nach Operationen sein. Sie können aber auch durch die Behandlungen, wie eine Strahlen- oder Chemotherapie hervorgerufen werden. Hierbei kann es zu *Entzündungen* der Mundschleimhaut und im Speiseröhrenbereich kommen, so dass eine Nahrungsaufnahme äußerst schmerzhaft ist. Die Entzündungen können durch eine vorübergehende direkte Schleimhautschädigung oder Bakterien- sowie Pilzinfektionen hervorgerufen sein. Zur Schmerzlinderung sind örtliche Betäubungsmittel, Antibiotika und eventuell Schmerzmittel hilfreich.

Schluckstörungen

Eine andere Art von Schmerzen wird durch vorübergehende *Schluckstörungen* bei Bestrahlungen in der Umgebung der Speiseröhre hervorgerufen. Der Kranke muss in dieser Phase lernen, sich vorzugsweise mit flüssiger oder breiiger Kost zu ernähren. Auch dürfen nur kleine und kleinste Schlucke oder Bissen zum Vermeiden von Schmerzen genommen werden, um den Dehnungschmerz in der Speiseröhre beim Heruntergleiten der Nahrung in den Magen zu vermeiden.

Die Schmerzen dürfen nicht einfach ertragen werden, denn Schmerzen bedeuten Stress und damit eine zusätzliche Schwächung des Immunsystems. Es ist daher sehr wichtig, vorhandene Vorurteile gegenüber Schmerzmitteln abzulegen und sie zur Linderung der Beschwerden einzunehmen. Eventuell können die Schmerzen nur durch Morphin oder verwandte Substanzen des Morphins beherrscht werden. Der Kranke kann davon ausgehen, dass die Einnahme von Schmerzmitteln in diesen Situationen nur vorübergehend ist. Inzwischen steht auch fest, *dass man durch eine Morphineinnahme wegen Schmerzen nicht süchtig wird.* Eine Beeinträchtigung der geistigen und körperlichen Leistungsfähigkeit tritt nicht auf.

Festzustellen ist das Gegenteil:

Ein schmerzfreier Mensch ist viel leistungsfähiger als ein von Schmerzen gequälter.
Eine Entwöhnung von den Schmerzmitteln kann mit dem Abklingen der Beschwerden problemlos erfolgen.

In Zusammenhang mit größeren Gewichtsverlusten und den damit bestehenden Stoffwechselstörungen z. B. im Zusammenhang mit einer Chemotherapie können *Geschmacksstörungen* auftreten. Auf einmal schmeckt alles zu süß, zu bitter, wie Pappe oder bestimmte Nahrungsmittel werden plötzlich abgelehnt. Die Ursachen sind vielfältig. Neben einer vorübergehenden Schädigung der Geschmacksnerven unter der Chemo- oder Strahlentherapie sind Stoffwechselstörungen durch bestimmte Nährstoffdefizite eine mögliche Ursache. So werden bei einem Zink- oder Vitaminmangel Geschmacksveränderungen beobachtet. Die Ursache der Ablehnung bestimmter Fleisch- und Wurstwaren oder von Süßigkeiten kann auch mit solchen Stoffwechselstörungen zusammenhängen.

Geschmacksveränderungen

Interessant ist die Beobachtung, dass die benannte Ablehnung z. B. von Fleisch oder Wurst oder Süßigkeiten für die Betroffenen nicht generell gegenüber allen Produkten besteht. Bei genauer Befragung hängt die Abneigung oder Akzeptanz oft von der Art der Zubereitung und der Zusammensetzung der Speisen ab.

Beispiele aus unserer Ernährungssprechstunde für Krebskranke

1.

Bei Ablehnung von Fleisch- und Wurstwaren akzeptieren viele Erkrankte dennoch oft
– Nudeln mit Hackfleisch (Sauce Bolognese)
– Kartoffelsuppe mit beigefügten kleingeschnittenen Wiener Würstchen
– Schinkennudeln
– Schinken

2.

Eine Betroffene erklärte konsequent, keine Wurst mehr essen zu können. Im Rahmen eines eingehenden Gesprächs erklärte sie plötzlich, eine ausgesprochene Leidenschaft für Leberpastete zu besitzen.

3.

Ein Betroffener äußerte eine ausgeprägte Abneigung gegenüber allen Süßigkeiten, und er hätte schon länger nichts Süßes mehr „heruntergebracht". Während der Unterhaltung benannte er schließlich, dass er weiße Schokolade, „aber nur weiße Schokolade!", zu jeder Tages- und Nachtzeit hemmungslos verzehren könne.

Die vielfältigen Geschmacksveränderungen verlieren sich meistens nach Abschluss der Behandlungsmaßnahmen sowie bei einer Besserung des körperlichen Befindens und Zustandes, vor allem mit Behebung der Mangelernährung.

Notizen

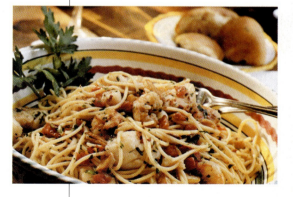

3 Wie wird das Handeln beeinflusst?

Kampfwille

Der Wunsch nach Heilung motiviert viele Kranke zu *aktivem Handeln*. Sie erhoffen sich eine Möglichkeit der Krankheitsbeeinflussung durch die Ernährung. Befragungen von Erkrankten ergaben, dass sie mit ihren Gedanken und ihrem Kampfeswillen gegen den Krebs für sich eine *positive Motivation* entwickeln. Sie wollen die medizinischen Maßnahmen unterstützen, ihr Immunsystem stärken und ihre Leistungsfähigkeit erhöhen. Häufig glauben sie jedoch, in ihrem bisherigen Leben Fehler gemacht zu haben. Sie wollen über eine sogenannte „gesunde Ernährung mit viel Obst, Gemüse und Vollwertkost" ihr Gewissen beruhigen und vermeintliche Fehler der Vergangenheit ausgleichen.

Mit einer verstärkten Aufnahme von Vitaminen wie den antioxydativen Vitaminen A, C und E soll das Krankheitsgeschehen günstig beeinflusst werden. Große Studien aus den USA mit einer Studiendauer von über einem Jahrzehnt haben aber gezeigt, dass der hohe Vitaminverzehr keinen Schutz vor der Entstehung von Krebserkrankungen darstellt.

Unabhängig von den persönlichen Bemühungen um ein gesünderes Leben rauchen die meisten Krebskranken weiter oder nehmen täglich größere Mengen von Alkohol auf, wohl wissend, dass diese angenehmen täglichen Sünden krebsauslösende Schadstoffe enthalten.

Worauf basiert die Geschichte von der sogenannten „gesunden Ernährung"?

Gesunde Ernährung?

Wir haben in dem Zeitalter der Industrialisierung in den Wohlstandsstaaten Nahrungsmittel in Hülle und Fülle, und die Menschen essen oft mehr, als sie bei ihrer täglichen körperlichen Tätigkeit benötigen. Die Folgen der Überernährung sind Gewichtszunahme mit den Wohlstandserkrankungen wie einem hohen Blutdruck, Diabetes und Herz-Kreislauferkrankungen. Die „gesunde Kost" mit viel Obst und Gemüse ist eine *Reduktionskost*, wobei dem Körper durch das Fehlen von tierischen Lebensmitteln vermindert oder einseitig Nährstoffe angeboten werden.

Der Übergewichtige kann damit durchaus viel essen und nimmt dennoch nicht zu, bzw. er nimmt sogar ab. Durch den hohen Ballaststoffanteil ist eine vegetarische Kost schwer verdaulich. Für einen Krebskranken mit ungewollten Gewichtsverlusten durch die Krankheit oder die Behandlungsmaßnahmen sind die Empfehlungen zu einer „gesunden Ernährung" nicht nur als falsch, sondern auch als schädlich einzustufen. Sie entsprechen nicht einer *krankheitsbezogenen Ernährung,* die gerade bei Störungen der Verdauungsleistung (Darm, Bauchspeicheldrüse, Leber, Galleproduktion) leichtverdaulich und hochwertig in der Zusammensetzung der Nährstoffe sein muss. Befragungen von Krebskranken haben ergeben, dass die Erkrankten vor allem nach Abschluss der Primärbehandlung (Operationen, Strahlen- und Chemotherapie) solche vegetarisch orientierten Alternativdiäten aufgreifen. Die Betroffenen werden im Regelfall während der Behandlungsphasen nicht fachkompetent beraten und suchen in der Folgezeit nach Möglichkeiten eines aktiven Handelns. Sie wollen sich bewusst mit dem Kampf gegen den Krebs auseinandersetzen und forschen überall nach Informationen und Empfehlungen zu möglichen, eigenen Aktivitäten. Sie glauben häufig, mit alternativen Maßnahmen die ärztlichen Bemühungen um ihr Leben unterstützen zu können oder zu müssen.

Flüsterpropaganda

Die Betroffenen wissen aber bei den zahlreichen gut gemeinten Ernährungsratschlägen von Freunden, Bekannten, Nachbarn und Verwandten nicht, dass *viele Ratschläge unsinnig und nutzlos sind.* Sie wissen nicht, dass für viele dieser Empfehlungen bisher kein wissenschaftlicher Nachweis einer positiven Wirkung erbracht werden konnte und sie für den Betroffenen völlig nutzlos sind.

Unterstützt wird das Geschäft mit der Not der Krebskranken auch noch durch unqualifizierte Ratschläge in den Medien. Die Aufforderun-

Medien

gen zu einer *sogenannten „gesunden Ernährung" ohne Rücksicht auf die Gesundheitssituation* des Kranken kann zu weiteren Gewichtsverlusten mit körperlicher Schwächung und Abnahme der Abwehrkräfte führen. Notwendige Behandlungen wie eine Strahlen- und Chemotherapie können von einem geschwächten Körper nicht ausgenutzt werden. Manche Diätempfehlungen schrecken nicht vor Extrembelastungen für den kranken Körper zurück. Völlig sinnlos sind *Trinkkuren* irgendwelcher Säfte oder *Empfehlungen zu einer einseitigen Ernährung unter Vermeiden von Zucker oder Fleischprodukten.*

Hungerkuren

Genauso fatal ist der Gedanke, einen *Tumor aushungern* zu wollen, denn vor dem Tumor verhungert in jedem Fall der Mensch. Ein Tumor richtet sich nicht nach den Gesetzmäßigkeiten im menschlichen Körper. Er lebt selbständig und unterwirft sich nicht den Spielregeln des geordneten Organismus. Die Nahrung, die der Tumor benötigt, holt er sich ohne jede Rücksichtnahme von seinem Wirt.

Eine ähnliche Situation finden wir in einer Schwangerschaft vor. Das heranwachsende Kind ist auch ein eigenständiger Organismus, der nur seine eigenen Interessen vertritt und die Nährstoffe aus dem Blut der Mutter bezieht und sich nicht darum kümmert, in welchem Gesundheits- oder Ernährungszustand sich die Mutter befindet.

> **Hungerkuren bedeuten für einen Krebskranken keinen Weg zu seiner Gesundung.**

Die verängstigten Krebskranken erhoffen sich jedoch von den vielfältigen angepriesenen Alternativdiäten eine heilende Wirkung, und sie sind oft bereit, persönlich viel Geld für die Beschaffung dieser Nahrungsmittel aufzuwenden. Der Wunsch am Leben zu bleiben und geheilt zu werden, gilt unabhängig von dem Alter. Den Tod als Erlösung wünschen sich nur vom Leiden gequälte Menschen.

Was bewirken die Behandlungen?

Operationen

Zielsetzung der Therapie ist die Beseitigung oder Zerstörung des Krebsgewebes.

Um alles Tumorgewebe zu beseitigen, werden bei *Operationen* immer umfangreiche gesunde Gewebeabschnitte mit entfernt. Dieses bewirkt besonders bei ausgedehnten Operationen am Magen-Darm-Trakt und der Bauchspeicheldrüse bleibende Störungen der Verdauungsleistung. Die Ernährung muss in der Folgephase in ihrer Zusammenstellung an das geringere Leistungsvermögen der Verdauungsorgane angepasst werden. *Radikale Operationen* im Halsbereich (HNO-Tumoren) können zu einer völligen Unfähigkeit der üblichen Nahrungsaufnahme über den Mund und die Schluckstraße (Speiseröhre) führen. Die Ernährung muss dann über feine Sonden, die vom Magen aus über die Bauchdecke nach außen führen, sichergestellt werden. Große Probleme mit der Ernährung haben auch Krebskranke mit einer völligen Entfernung des Magens (Gastrektomie). Hier fehlt die Speicherfunktion des Magens, der die Aufgabe hat, in bestimmten Zeitabständen kleine Speisemengen zur Verdauung in den Darm weiterzureichen. Die aufgenommenen Nahrungsmittel plumpsen bei fehlendem Magenreservoir unmittelbar in den Darm und können zu erheblichen Beschwerden führen (Dumping-Syndrom). Die Kranken ohne ausreichende Beratung über die richtige Art der Nahrungsaufnahme fürchten sich schließlich infolge ihrer Schmerzen und anderen Beschwerden vor dem Essen und verfallen regelrecht.

Eine weitere Ursache ständiger Bauchschmerzen, Blähungen, einem Wechsel von Verstopfung und Durchfällen liegt in möglichen Verwachsungen nach den Operationen, die zu Verengungen und dadurch zu Passagestörungen des Nahrungsbreies im Darm führen können.

Chemotherapie

Die *medikamentöse Schädigung von Tumorgewebe (Chemotherapie)* ist sehr schwierig, da mit jeder Zellteilung neue Krebszellen mit veränderten Eigenschaften entstehen können. Während z. B. ein Teil des Krebsgewebes auf die Chemotherapeutika anspricht, können gleichzeitig andere Zelltypen gegenüber den eingesetzten Substanzen unempfindlich (resistent) sein.

Für eine Chemotherapie stehen uns gegenwärtig etwa 50 Substanzen zur Verfügung. *Die Chemotherapie greift alle Körpergewebe an.* Besonders schädigend wirkt sie an Geweben, die sich schnell vermehren. Diese Eigenschaft soll im Kampf gegen das Tumorgewebe genutzt werden. Doch es gibt auch gesundes schnelllebiges Körpergewebe, wie die Schleimhäute des Magen-Darm-Traktes und die verschiedenen Blutzellen, die geschädigt werden. Geschwüre an der Mundschleimhaut, Bauchschmerzen und Durchfälle sind solche zeitweiligen Behandlungsfolgen. Die Zellen der Magen-Darm-Schleimhaut haben nur eine Lebensdauer von ca. 1,5 Tagen und müssen daher in kurzer Zeit wieder regeneriert werden, um ihre Verdauungsfunktion wahrnehmen zu können. Auch das „schlechte Blutbild" unter einer Behandlung beruht auf einer Schädigung der Knochenmarkzellen, die mit der regulären Neubildung von roten und weißen Blutkörperchen sowie den Blutplättchen nicht nachkommen können.

Während die Krebszellen durch eine Therapie zerstört werden, kann sich das gesunde Gewebe wieder erholen. Zur Zellreparatur werden jedoch in ausreichender Menge alle Nährstoffe aus der Nahrung benötigt, sei es als Energielieferanten (Kohlehydrate, Fette) oder für die Substratzufuhr (Eiweiß) oder die Stoffwechselregulierung (Vitamine, Spurenelemente, Hormone).

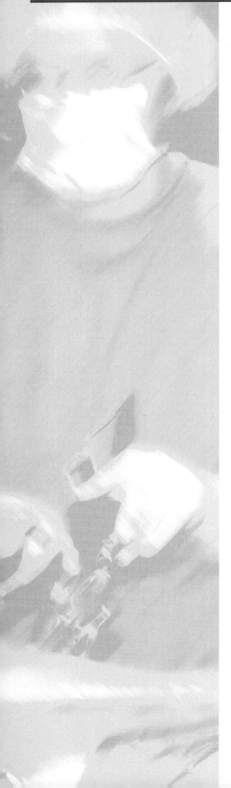

Strahlentherapie

Die Strahlentherapie ist eine örtlich wirkende Methode. Mit der Strahlentherapie wird das Tumorgewebe in bestimmten Körperbereichen zerstört. Auf dem Weg zu dem Tumor schädigen die Strahlen auch empfindliches gesundes Gewebe. Damit es zu keiner Dauerschädigung der gesunden Zellen kommt, werden die Strahlen aus verschiedenen Richtungen auf die Krebsgeschwulst gerichtet. Durch die exakt gesteuerte Konzentration der Strahlen auf den Tumor wird dieser zerstört. Das gesunde Gewebe erholt sich nach einer Entzündungsphase wieder.

Die verschiedenen Tumorgewebe sind unterschiedlich strahlenempfindlich. Ein wichtiger Faktor für die Wirksamkeit der Strahlentherapie ist die Durchblutung und Sauerstoffversorgung des Krebsgewebes. So konnte z. B. bei Tumoren im Kopf-Hals-Bereich beobachtet werden, dass bei einem normalen Blutbild eine 5-Jahresüberlebensrate von 96 % und bei einer Anämie nur von 68 % gegeben war. Eine Anämie lässt sich durch eine eisenreiche und leichtverdauliche Nahrung, wie z. B. Fleisch und Fisch günstig beeinflussen.

Damit zeigt sich die Bedeutung der krankheitsbezogenen Ernährung für den Erfolg der Krebsbehandlung.

Ernährungsschwierigkeiten können auch vorübergehend unter einer Tiefenbestrahlung des Brustkorbes durch Reizungen des Speiseröhrengewebes sowie der Bestrahlung im Kopf-Hals-Bereich durch Entzündungsreaktionen der Schleimhäute im Mund und Rachen vorkommen. Sie äußern sich durch *vorübergehende Schluckschmerzen und Schluckstörungen.*

Häufig wird nach Darmkrebs-Operationen das Becken und der Bauchraum bestrahlt, um noch eventuell vorhandene verstreute kleine Tumorzellreste zu zerstören. Hier können im Zusammenhang mit einer Darmreizung Durchfälle auftreten und zu einer Mangelernährung führen.

Eine weitere sehr wichtige Aufgabe der Strahlentherapie ist die *Zerstörung von Knochenmetastasen,* die unbehandelt zu Knochenbrüchen führen würden. Nach der Vernichtung des Tumorgewebes kann sich der

Knochen erholen und durch Kalkeinlagerung wieder stabil werden. Zusätzlich werden mit der Bestrahlung und Zerstörung von Krebsgeschwülsten Schmerzen gelindert oder ganz beseitigt. Mit der Schmerzbefreiung kann der Betroffene wieder am Leben teilnehmen. Er entwickelt wieder Appetit und Freude am Essen und kann zu Kräften kommen.

Was muss der Kranke über die Ernährung in Behandlungsphasen oder bei schweren Krankheitsverläufen wissen?

Nährstoffe

Der menschliche Organismus besteht aus Eiweiß, Kohlenhydraten, Fetten, Vitaminen, Mineralien und Wasser.

Entsprechend müssen diese Substanzen für den Erhalt und die Erneuerungen der Gewebe ständig nachgeliefert werden. Die Kohlenhydrate und Fette aus der Nahrung dienen in erster Linie der *Energiegewinnung*, um in den Zellen die Stoffwechselprozesse zu ermöglichen. Das Eiweiß wird hauptsächlich für die *Erhaltung unserer Körperstrukturen* benötigt.

Eiweiß

Aus Eiweiß sind aber auch die Hormone, Enzyme und die Immunsubstanzen *(sogenanntes Funktionseiweiß)* aufgebaut, deren Aufgabe es ist, die einzelnen Stoffwechselvorgänge zu regulieren. Die Lebensdauer dieser Eiweiß-Wirkstoffe schwankt von wenigen Minuten bis zu mehreren Stunden. Die ständig notwendige Neuproduktion erfordert große Energie- und Substratmengen. *Eiweiße aus tierischen Nahrungsmitteln werden nahezu vollständig verdaut* und durch den Darm in das Blut aufgenommen. *Bei pflanzlichen Produkten hängt der verwertbare Nährstoffanteil von der Menge der Ballaststoffe ab.*

Vitamine

Vitamine sind Substanzen verschiedener Zusammensetzung. Ihre Aufgabe ist gleichfalls die *Regulierung von Stoffwechselprozessen.* Der Körper kann sie nicht selbst herstellen, und so müssen sie mit der Nahrung zugeführt werden. Ein extremer Mangel einzelner Vitamine kann zu speziellen Krankheiten führen. So bewirkt z. B. ein Mangel an Vitamin C die Skorbut-Erkrankung mit schweren Gewebeblutungen oder ein Mangel an Vitamin D die Rachitis durch Knochenerweichung.

Mineralien

Bei den *Mineralien* unterscheiden wir, je nach ihrem Vorkommen, Mengen- von Spurenelementen. Zu den *Mengenelementen* zählen wir das Calcium, Natrium, Kalium, Chlor und Phosphor. Zu den *Spurenelementen* gehören das Jod, Kobalt, Kupfer, Mangan, Zink, Selen, Fluor und Molybdän. Das Eisen nimmt unter den Mineralien eine Zwischenstellung ein.

Die Mineralien haben verschiedenartigste Funktionen. Das Calcium wird z. B. für den Aufbau des Knochens benötigt. Bei einer Osteoporose sinkt hormonell bedingt der Calcium-Gehalt des Knochens, seine Struktur hält den Belastungen nicht mehr stand, und es kann zu Knochenbrüchen kommen.

Die Aufgabe der Spurenelemente ist die Regulation der Stoffwechselvorgänge.

Den Energiebedarf des menschlichen Körpers in Ruhe bezeichnet man als Grundumsatz. Die Höhe des Grundumsatzes wird durch Hormone festgelegt. Der gesunde Körper kann sich dabei an die verschiedenen Lebensumstände geschickt anpassen. So stellt sich der gesunde Körper bei einem Hungerzustand auf die geringe Nahrungszufuhr ein und brennt sozusagen auf Sparflamme. Bei Belastungen und bei Erkrankungen kann der Stoffwechsel dramatisch aktiviert werden. So haben wir nach Operationen eine Stoffwechselsteigerung bis zu 25 % zu verzeichnen. Bei Krebserkrankungen schwankt der Grundumsatz je nach Belastungen durch die Behandlungen oder in den einzelnen Krankheitsphasen. Er kann dabei bis um 100 % über dem normalen Wert liegen. Dieses bedeutet, dass der Erkrankte je nach Stoffwechsellage seinem Körper auch unterschiedliche Mengen an Nährstoffen anbieten muss. Erschwerend kommt eventuell hinzu, dass bei Krebserkrankungen zusätzliche Regulationsstörungen sowohl im Kohlenhydrat- als auch Fett- und Eiweißstoffwechsel auftreten können.

Energiebedarf

Grundumsatz

Der Körper vieler Krebskranker kann sich nicht wie ein gesunder Organismus an einen Hungerzustand anpassen und den Stoffwechsel drosseln.

Kalorienbedarf

Für die Gewichtsverluste durch die Erkrankung und während der Behandlungsphasen ist ein unzureichendes Nährstoffangebot letztlich ver-

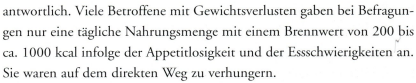

antwortlich. Viele Betroffene mit Gewichtsverlusten gaben bei Befragungen nur eine tägliche Nahrungsmenge mit einem Brennwert von 200 bis ca. 1000 kcal infolge der Appetitlosigkeit und der Essschwierigkeiten an. Sie waren auf dem direkten Weg zu verhungern.

Eine entscheidende Funktion für die Verdauung und Aufnahme der Nährstoffe in den Körper hat der Darm. Zunächst müssen die Nahrungsmittel durch die Verdauungssäfte der Darmschleimhaut, der Bauchspeicheldrüse und die Galle in kleine Bestandteile zerlegt (verdaut) werden. Anschließend werden die in kleine Partikel zerlegten Kohlenhydrate, Fette und das Eiweiß vom Darm aufgesogen und über das Blut den Körpergeweben angeboten. Fehlen nach Operationen Teile der Verdauungsorgane oder ist die Darmschleimhaut geschädigt, kann es durch die Verdauungsstörungen zu einer verminderten Nährstoffaufnahme kommen. Das Nährstoffangebot muss bei diesen Erkrankten leicht verdaulich und hochwertig sein.

Mangelernährung

Mit der Mangelernährung leiden die Betroffenen auch psychisch. Sie erleben die körperliche Schwächung, fühlen sich elend und glauben fälschlich, dass die Krankheit fortschreitet und die medizinischen Maßnahmen nicht helfen würden.

Der Körper benötigt zur Erhaltung des Lebens alle Nährstoffe (Kohlenhydrate, Fette, Eiweiß, Vitamine und Mineralien). Werden diese Nährstoffe unzureichend angeboten und ernährt sich der Betroffene vielleicht auch noch einseitig im Sinne ungeeigneter Diätempfehlungen, so werden die Stoffwechselstörungen verstärkt.

Stoffwechselstörungen

Die komplizierte chemische Fabrik „menschlicher Organismus" kann den geregelten Ablauf der Stoffwechselprozesse nicht mehr aufrecht erhalten und gerät durch das Fehlen ausreichender Nährstoffmengen in ein regelrechtes inneres Chaos.

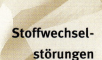

Man kann vereinfacht sagen:
Wer abnimmt, isst zu wenig oder isst falsch!

Es liegen Untersuchungen von Kranken während einer Chemotherapiephase vor, die gezeigt haben, dass

– Gewichtsverluste bei einer Nährstoffaufnahme von 20 kcal pro kg Körpergewicht und Tag auftreten können

– zur Erhaltung des Körpergewichtes meist etwa 30 kcal pro kg Körpergewicht und Tag benötigt werden

– und eine Gewichtszunahme i.d.R. erst ab 40 kcal pro kg Körpergewicht und Tag zu verzeichnen ist.

Wie bei Gesunden (Empfehlungen der Deutschen Gesellschaft für Ernährung, DGE) sollten die Nährstoffe in folgendem Verhältnis zueinander gewählt werden:

55 % Kohlenhydrate, 30 % Fette und 15 % Eiweiß.

Für besondere Krankheitssituationen müssen die einzelnen Nährstoffe bedarfsmäßig angepasst angeboten werden.

Jeder 5. Krebskranke in der BRD und den USA wählt alternative Diäten.

Die Betroffenen glauben gemäß den Empfehlungen, durch eine vegetarische oder einseitige Nährstoffaufnahme den Krankheitsverlauf günstig beeinflussen zu können.

Für solche Diäten werden mehrere Milliarden im Jahr von den Erkrankten aus eigener Tasche bezahlt.

Bei den Empfehlungen zu Alternativdiäten und allgemeinen Ratschlägen zur Vorbeugung von Krebserkrankungen wird verwechselt, dass der Nährstoffbedarf des Erkrankten anders sein kann als der eines Gesunden. Auch darf die Vorbeugung gegen Krebserkrankungen durch das Vermeiden von Schadstoffen in der Nahrung nicht mit der Notwendigkeit einer krankheitsbezogenen Ernährung bei einer bestehenden Erkrankung verglichen werden.

Alternativ- und Vollwertkost

Vorbeugung hat nichts mit der Ernährung bei einer bestehenden Erkrankung zu tun!

Die Betroffenen wählen mit der vegetarischen und Vollwertkost eine schwerverdauliche Nahrung durch den hohen Ballaststoffanteil. Sie besitzt eine niedrige Dichte an Energie und ist eine Reduktionskost. Verdauungsstörungen durch Gewichtsverluste, nach großen Operationen am Magen-Darm-Trakt oder durch eine Chemo- und Strahlentherapie bei Krebskranken bleiben unberücksichtigt.

Einseitige, vor allem vegetarische Diäten bewirken:

– weitere Gewichtsverluste,
– Stoffwechselstörungen,
– Schwächung des Organismus
– und verhindern eine optimale Ausnutzung der angebotenen medizinischen Behandlungsmaßnahmen wie eine Chemo- und Strahlentherapie.

Essbeschwerden

Außerdem können durch diese Diäten, ganz besonders Rohkost, Beschwerden wie Bauchschmerzen, Blähungen und Durchfälle hervorgerufen oder verstärkt werden. Die Lebensqualität der Betroffenen wird durch die falsch gewählten Diäten weiter gemindert.

Eine Mangelernährung bewirkt Gewichtsverluste!

Zu den häufigen Essbeschwerden Krebskranker zählen neben der Appetitlosigkeit ein rasches Sättigungsgefühl, Schluckschwierigkeiten, Völlegefühl, Übelkeit und Schmerzen bei der Nahrungsaufnahme. Mit dieser Situation müssen die Betroffenen stets überdenken, wie wichtig die ausreichende Ernährung für sie ist. Die Krebskranken müssen eventuell ihre bisherigen Essgewohnheiten ändern und an die Beschwerden anpassen. Die üblichen drei großen Mahlzeiten am Tag sind bei Schwierigkeiten der Nahrungsaufnahme und nur

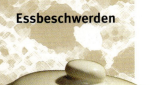

geringen Nahrungsmengen für sie nicht mehr ausreichend. Um dennoch auf die erforderliche Nährstoffzufuhr zu kommen, kann es notwendig werden, nach einem genauen Ernährungsplan *eventuell alle 1–2 Stunden kleine kalorienreiche und leichtverdauliche Nahrungsmengen zu essen*. Die Betroffenen werden auch aufgefordert, soviel als möglich zwischendurch zu naschen und zu knabbern, um auf die geforderte Nahrungszufuhr und Kalorienmenge pro Tag zu kommen.

Viele kleine Mahlzeiten

Trotz der Essschwierigkeiten und der Appetitlosigkeit sollten die Betroffenen versuchen, *ihre Abneigung gegen das Essen bewusst zu überwinden*. Gerade die erste Phase erfordert erhebliche persönliche Anstrengungen und Bemühungen. Diese Schwierigkeiten mit dem Essen und Trinken sind unabhängig von der Erkrankung.

Beispiel Gastrektomie (Totale Magenentfernung)

So können z. B. nach einer Entfernung des Magens (Gastrektomie) *trotz einer Heilung bleibende Essprobleme* bestehen. Hier brauchen die Betroffenen genaue Angaben, wie das Essverhalten geregelt werden muss. Es darf z. B. nicht zu dem Essen getrunken werden, da dadurch das Volumen des Nahrungsbreies stark vergrößert wird. Der unmittelbar in den Darm fallende Nahrungsbrei kann durch die plötzliche starke Aufdehnung des Darmes zu Schmerzen und sogar Kreislaufstörungen führen *(Dumping I-Syndrom)*. Der Kranke sollte sich bei Beschwerden für einige Zeit hinlegen, um die Nahrung auf einen breiteren Darmabschnitt zu verteilen. Trinken darf ein Kranker ohne Magen nur vor dem Essen oder einige Zeit nach der Mahlzeit. Weiterhin kann es ca. 1–2 Stunden nach dem Essen erneut zu Störungen der Befindlichkeit durch eine Unterzuckerung kommen *(Dumping II-Syndrom)*. Hierfür sollte der Betroffene stets leicht verdauliche Süßigkeiten (Traubenzucker-Tabletten, Bonbons) bei sich tragen und sofort einnehmen. Dieses bedeutet, dass auch die Geheilten nach einer Magenentfernung ein neues Essverhalten erlernen müssen. Auch sie sollten ca. alle 2 Stunden kleine Nahrungsmengen regelmäßig zu sich nehmen.

Probleme nach Magenentfernung

Zum Knabbern eignen sich Nüsse, z. B. einen Beutel Nüsse über den Tag verteilt verzehren. Sie enthalten große Mengen an wertvollem Eiweiß und Fetten.

Damit nachts kein Verdauungssaft in die Speiseröhre hochläuft und zu Sodbrennen führt, ist es günstig, mit erhöhtem Oberkörper zu schlafen.

An diesem Beispiel wird deutlich, wie individuell eine Ernährungsberatung an die verschiedenen Beschwerden im Zusammenhang mit der Nahrungsaufnahme gestaltet werden muss. Meistens verringern sich die Beschwerden im Laufe der folgenden Jahre.

Flüssigkeitsbedarf

Pro Tag benötigt der menschliche Körper 2–3 Liter Flüssigkeit. Der Körper älterer Menschen besitzt auf Grund eines verminderten Durstgefühls im Regelfall einen geringeren Wassergehalt als in der Jugend. Der ältere kranke Mensch produziert daher *bei zu niedriger Flüssigkeitsaufnahme nicht genug Speichel.* Das Essen von fester und trockener Nahrung bereitet Schwierigkeiten.

Suppen

Als Ausweg bietet sich eine Kombination von Flüssigkeit und Nahrung durch Breikost oder pürierte Kost an. Zusätzlich helfen kalorienreiche Getränke als Mixgetränke oder gehaltvolle Suppen, die den täglichen Nährstoff- und Flüssigkeitsbedarf decken.

Mixgetränke

Ein Mixer ist für die Kranken eine wichtige Haushaltshilfe für die Speisezubereitung.

Speiseeis

Eine weitere wertvolle Kalorienquelle kann auch ein abwechslungsreich gestalteter *Eisbecher* sein. Er enthält sowohl die benötigte Flüssigkeit als auch Kalorien. Das Eis wird bei Entzündungen der Schleimhäute im Mund und der Speiseröhre durch die Kühlung als angenehm empfunden.

Je nach Verträglichkeit ist es in jedem Fall besser, kalorienhaltige Getränke wie Milch, Cola, Malzbier oder alkoholfreies Bier als nur Mineralwasser oder Tee zu trinken. Außerhalb der Behandlungsphasen brauchen die Erkrankten jedoch nicht auf ein normales Pils oder ein Glas Wein zu verzichten.

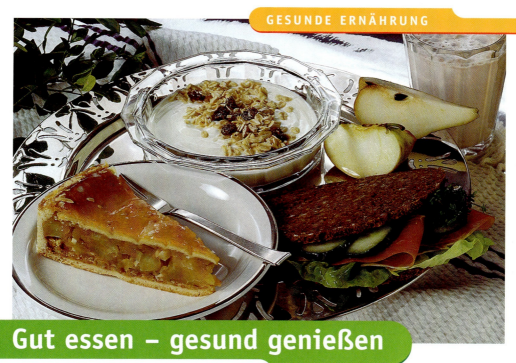

Gut essen – gesund genießen

mit deutschen Agrarprodukten

Essen und Trinken sollen Freude machen. Genuß belebt Seele und Körper. Wichtig für die Gesundheit ist aber auch, maßvoll und abwechslungsreich zu essen. Denn erst die Vielfalt der Lebensmittel bringt uns alles, was zum Leben notwendig ist.

In Brot, Getreide, Kartoffeln und Gemüse sind die meisten Kohlenhydrate enthalten. Auch in Dingen, die uns das Leben versüßen, stecken Kohlenhydrate: in Zucker und zuckerhaltigen Lebensmitteln. Kohlenhydrate sind Brennstoffe, aus denen unser Körper Energie gewinnt. Die Verdauungsenzyme zerlegen die Kohlenhydrate in ihre Einzelteile, vor allem in Glucose. Die gelangt dann nach und nach ins Blut, wird von den Körperzellen aufgenommen und in Energie umgewandelt.

Zu jeder gesunden Ernährung gehören natürlich auch reichlich Ballaststoffe. „Natürlich" ist hier wörtlich gemeint. Denn Ballaststoffe stammen aus Pflanzen. Besonders reich sind Getreide (Vollkornbrot!), Gemüse (Kohlgemüse!) und Obst (Äpfel!). Einige Ballaststoffe quellen in der feuchten Umgebung des Magens und Darms auf. Die Folge ist, daß man sich schneller satt fühlt und daß die Verdauung besser klappt.

Eiweiß ist zwar auch im Weißen vom Ei, aber nicht nur dort. Man findet es in

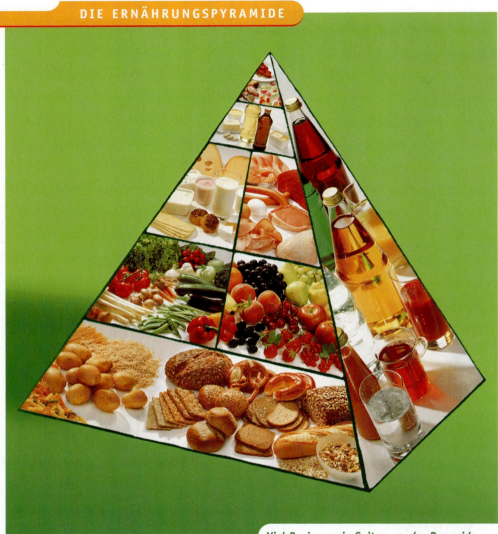

Viel Basis, wenig Spitze: an der Pyramide erkennt man das richtige Mengenverhältnis der Nahrungsmittelgruppen. So vielseitig ist gesunde Ernährung.

Fleisch, Milch, Milchprodukten und einigen pflanzlichen Lebensmitteln wie Hülsenfrüchte und Kartoffeln. Das Wichtige am Eiweiß sind die Stoffe, aus denen es besteht, die Aminosäuren. Sie sind für unseren Körper lebenswichtig, um Muskeln, Haut und Haare sowie

Hormone aufzubauen. Man braucht sie auch, damit das Immunsystem funktioniert. Gerichte, die tierisches und pflanzliches Eiweiß enthalten, sind für den Körper besonders wertvoll

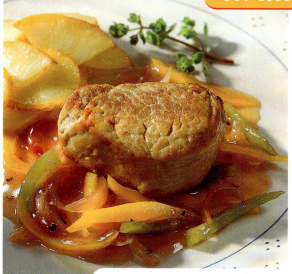

Gutes Essen gibt Energie und Lebensfreude – deutsche Agrarprodukte verwöhnen den Gaumen.

Wer sich abwechslungsreich ernährt, der versorgt seinen Körper „nebenbei" mit wichtigen Stoffen, die er unbedingt braucht. Die Rede ist von Vitaminen und Mineralstoffen.

Ohne sie geht nichts! Ein paar wenige Beispiele zeigen das schon: Die Vitamine C, E und A schützen den Körper vor sogenannten freien Radikalen, die u.a. das Abwehrsystem schwächen. Jod ist ein wichtiger Bestandteil der Schilddrüsenhormone. Eisen (Fleisch!) wird für die Blutbildung gebraucht und Calcium (Milch!) stabilisiert die Knochen. Die Liste ließe sich noch lange fortsetzen...

Wenn es um gesunde Ernährung geht, darf man das Trinken nicht vergessen, mindestens 1,5 Liter täglich. Auch hier sollte es wieder abwechslungsreich sein: Mineralwasser ist kalorienfrei. Säfte – aus Obst oder Gemüse – und Milchgetränke enthalten außer Mineralstoffen wichtige Vitamine. Und gegen eine Tasse Kaffee oder Tee und ein Gläschen Wein oder Bier ist auch nichts zu sagen!

Wer maßvoll und so richtig mit Herzenslust genießt, dem gibt Essen Kraft und Lebensfreude. Damit es schmeckt und gesund ist, sollte man an die Qualität der Lebensmittel hohe Ansprüche stellen. Die deutschen Agrarprodukte verwöhnen den Gaumen, bieten Abwechslung und stehen für ausgezeichnete Qualität!

— z.B. Pellkartoffeln mit Quark, Bratkartoffeln mit Spiegelei oder Linsensuppe mit Würstchen.

Auch Fett ist ein Top-Energiespender. Je fettreicher die Nahrung ist , desto „energiegeladener" ist sie auch. Wenn der Körper hohen Belastungen ausgesetzt ist, braucht er mehr Energie, bei leichter körperlicher Arbeit entsprechend weniger. Wer mit Fett vernünftig umgeht, der darf auch ohne schlechtes Gewissen genießen.

Fett ist das „Sahnehäubchen" vieler Gerichte. Es transportiert köstliche Geschmacksstoffe und enthält wichtige Vitamine. In allen Nahrungsfetten – ob tierisch oder pflanzlich – steckt eine Mischung aus gesättigten und ungesättigten Fettsäuren. Auch sie erfüllen im Körper lebenswichtige Funktionen.

⌀ CMA Deutschland

CMA Centrale Marketing-Gesellschaft der deutschen Agrarwirtschaft mbH • Referat Wissenschafts-PR • Koblenzer Str. 148 • 53177 Bonn

6

Bedeutung der einzelnen Nährstoffe

Welche Bedeutung haben die einzelnen Nährstoffe?

Kohlenhydrate

Die *Kohlenhydrate* sind unverzichtbar für die Stoffwechselabläufe im menschlichen Organismus. *Sie stellen die Basis unseres normalen Energiestoffwechsels dar.* Pro Tag benötigt der gesunde Mensch mindestens 300 g Kohlenhydrate. Dieses gilt auch für Diabetiker. Eine besondere Bedeutung im Kohlenhydratstoffwechsel hat die Glucose (Traubenzucker), da viele Körperzellen speziell nur den Traubenzucker zur Energiegewinnung verbrennen können wie z. B. die roten Blutkörperchen, Nervenzellen oder Nierenzellen.

Ohne jede Verdauungsanstrengung des Darmes wird der Traubenzucker von dem Darm sofort aufgenommen.

In der Nahrung unterscheiden wir die Einfachzucker von den unterschiedlich großen Verbindungen der einfachen Zucker.

– *Einfachzucker (Monosaccharide):* Traubenzucker, Fruchtzucker
– *Zweifachzucker (Disaccharide):* Rüben-, Rohr-, Malz-, Milchzucker
– *Mehrfachzucker (Polysaccharide):* Stärke, Glykogen

Leicht verdaulich ist der *Haushaltszucker,* der aus einem Molekül Traubenzucker und einem Molekül Fruchtzucker besteht. In den verschiedenen Lebensmitteln, die *Stärke* enthalten, ist der Traubenzucker in größeren Molekülen eingebaut wie in Reis, Kartoffeln, Nudeln, Brot und anderen Getreideprodukten. Zum Aufspalten der Stärkemoleküle muss der Darm mehr Verdauungsleistung erbringen. Die Stärke in den Lebensmitteln wird bei gekochter tischfertiger Kost vollständig ausgenutzt. Am raschesten erfolgt die Stärkespaltung bei Reis, gefolgt von Weizenstärke, Maisstärke und der Kartoffelstärke.

Haushaltszucker – eine leere Kalorie?

Häufig wird die Meinung geäußert, dass der „weiße Industriezucker" schädlich und Träger „leerer Kalorien" sei. Diese Wertungen sind schlichtweg als Unsinn zu bezeichnen. Es gibt keine „leeren" Kalorien. Der Begriff „Kalorie" beinhaltet den Brennwert eines Nährstoffes, d. h. die Energiemenge, die er bei einer

Verbrennung im Körper an die Zellen liefert. Die Bezeichnung „leere Kalorie" entstand fälschlich durch den Vergleich der einfachen Zucker mit stärkehaltigen Lebensmitteln, die außer den Kohlenhydraten noch andere Nährstoffe enthalten, z. B. Brot, Nudeln, Reis.

Widersprechen muss man auch Äußerungen, dass Kohlenhydrate in der Nahrung für Krebskranke schädlich seien und das Tumorwachstum beschleunigen würden. Die Kohlenhydrate sind für alle Körpergewebe unentbehrlich!

Kohlenhydrate sind für Krebskranke unentbehrlich!

Unser *Haushaltszucker,* der aus Zuckerrüben gewonnen wird, ist ein sauberes, weißes Kristall. Der wesentlich teurere *Rohrzucker* hat die gleiche Zusammensetzung. Er wird aus dem Zuckerrohr gewonnen, ist ungereinigt und durch die noch bestehende Verschmutzung braun gefärbt. Auch der *Honig* ist kein anderer Zucker als der Haushaltszucker, er besitzt lediglich zusätzliche Aromastoffe. Weder Rohrzucker noch Honig haben einen besseren „Nähr- oder Gesundheitswert" als der einfache und billige Haushaltszucker.

Bei Diabetikern bestehen Verwertungsstörungen des Traubenzuckers durch eine Leistungsschwäche der Bauchspeicheldrüse und damit die Gefahr zu hoher Blutzuckerspiegel. Die Kohlenhydrate sollten daher in einer schwerer verdaulichen Form aufgenommen werden, um keinen abrupten Blutzuckerspiegelanstieg auszulösen. Die *Diabetiker* müssen sich daher wie vor der Krebserkrankung mit ihrer individuellen Kohlenhydratauswahl ernähren, z. B. die Kohlenhydrate in viele kleine Mahlzeiten aufteilen, mehr stärkehaltige Lebensmittel bevorzugen oder Fruchtzucker im Austausch zu Traubenzucker wählen. Der Fruchtzucker wird im Organismus auch ohne Insulin verwertet.

Eine besondere Bedeutung haben die Kohlenhydrate als Energielieferanten, wenn die durch die Behandlungen geschädigten Gewebe wieder aufgebaut werden müssen oder Gewichtsverluste durch einen erhöhten

Diabetiker

Grundumsatz infolge der Erkrankung bestehen. Wer an Gewicht zulegen muss, sollte keine Scheu haben, täglich Kuchen oder andere Süßigkeiten in den Ernährungsplan einzubauen. Sollten die Kranken süße Speisen nicht mögen, kann durch eine Beimischung von *Maltodextrin*-Pulver (geschmackloses Zuckergemisch aus Maisstärke) an das Essen die wichtige Kohlenhydratzufuhr sichergestellt werden.

Ballaststoffe

Auch *Ballaststoffe gehören zu den Kohlenhydraten.* Sie bilden das Stützgerüst der Pflanzen und sind durch komplexe Verbindungen *für die menschlichen Verdauungsorgane weitgehend unverwertbar.* Ein Teil der Ballaststoffe wird durch Darmbakterien und zwar in Abhängigkeit von der Teilchengröße und Zusammensetzung der Verbindungen verdaut. Die Verdauung der Ballaststoffe durch die Darmbakterien führt zu einer vermehrten Gasbildung im Darm. Die Folgen sind Völlegefühl und Blähbeschwerden.

Beschwerden wie Völlegefühl und frühes Sättigungsgefühl können durch die Ballaststoffe auch dadurch verstärkt werden, dass die Nahrung länger im Magen liegen bliebt. Tritt die ballaststoffreiche Nahrung vom Magen in den Darm über, kommt es durch Bindung von Wasser zu Vergrößerung und einem beschleunigten Transport des Nahrungsbreies. Diese Eigenschaft kann den Gesunden bei Verstopfung hilfreich sein. Eine vegetarische Kost kann jedoch nach ausgedehnten Operationen, bei Schäden der Darmschleimhaut oder anderen Störungen an den Verdauungsorganen zu schweren *Durchfällen* führen. Zusätzlich wird die Nahrung bei der schnelleren Darmpassage schlechter aufgenommen und damit schlechter ausgenutzt. Dieses gilt sowohl für die Kohlenhydrate als auch für Fette und Eiweiß sowie für Vitamine und Spurenelemente.

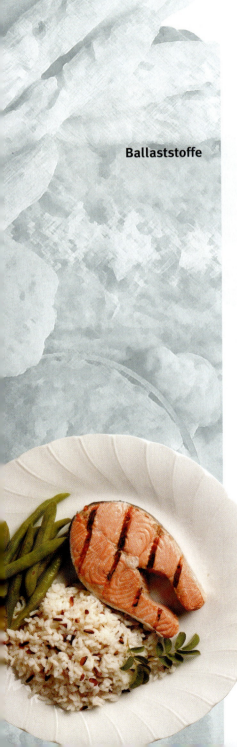

Krebskranke in Problemphasen können, sollen und dürfen sich nicht mit den übergewichtigen Gesunden vergleichen.

Die Gesunden dürfen schwerverdauliche Kost zum Zweck einer gezielten Gewichtsabnahme oder Regulierung ihrer Verstopfung durchaus nutzen. Bei dem Krebskranken mit Gewichtsverlusten führt eine ballaststoffreiche Kost jedoch zu weiterer Gewichtsabnahme und damit zu Stoffwechselstörungen, körperlicher Leistungsschwäche und einer verringerten Immunleistung.

Wichtig ist bei einer ballaststoffreichen Kost eine ausreichende Flüssigkeitsaufnahme. Bei Aufnahme von Ballaststoff-Präparaten, wie Weizenkleie, muss gleichzeitig für eine hohe Flüssigkeitszufuhr gesorgt werden. Kleie bindet viel Wasser, so dass es bei ungenügendem Trinken bis zu einem Darmverschluss kommen kann.

Fette sind immer Verbindungen aus Glycerin und verschiedenen Fettsäuren. **Fette**
Diese Zusammensetzung trifft sowohl für tierische als auch pflanzliche Nahrungsfette zu. Sie gilt auch für jeden Zustand, ob fest, halbfest oder flüssig, d. h. Talg, Margarine oder Öl. Neben den Kohlenhydraten dienen Fette dem Körper zur Energiegewinnung. Die Verbrennung von 1 g Fett liefert mehr als doppelt soviel Energie wie die Verbrennung von 1 g Zucker. Pflanzenöle und Schmalz bestehen zu 100 %, Butter zu 83 %, Margarine zu 80 % und Erdnüsse zu 48 % aus Fett. Margarine hat den gleichen Kalorienwert wie Butter. Dieses gilt auch für viele Diätmargarine-Sorten. Am raschesten wird die Butter vom Darm resorbiert.

Erhitzte Fette können die Magenschleimhaut reizen.

Das *Fettpolster* des menschlichen Körpers ist zum einen eine *Energiereserve,* zum anderen hat es eine *Puffer- und Schutzfunktion vor Gewalteinwirkungen* auf die einzelnen Organe und Gewebe. Im Fettgewebe werden die fettlöslichen Vitamine und essentiellen Fettsäuren gespeichert.

Für eine ausgewogene Ernährung gehören Fette immer in den Speiseplan.

Die lebensnotwendigen Vitamine A, D, E und K können nur mit Hilfe von Fett aus dem Darm in die Blutbahn aufgenommen werden.

Durch eine Strahlen- und Chemotherapie oder nach Operationen mit Entfernung von Abschnitten der Bauchspeicheldrüse, des Magens, der

Leber, der Gallenblase und von Dünndarmanteilen kann eine erhebliche Störung der Verdauungsleistung auftreten, so dass die üblichen Fette wie Butter, Margarine, Schmalz und Öle durch das Fehlen von Verdauungssäften aus der Darmschleimhaut und der Bauchspeicheldrüse sowie der Gallenblase nicht ausreichend zerlegt werden können. Von der geschädigten Darmschleimhaut werden auch die zerlegten, d. h. schon verdauten Fette nicht mehr ausreichend aufgesogen. Wertvolle Energie geht dem Körper verloren. Bei den Kranken können diese Verdauungsstörungen zu schweren Durchfällen führen. Hier gibt es von der Lebensmittelindustrie wertvolle Hilfe.

Spezialfette

Es gelang, aus *Kokosfett* sogenannte *mittelkettige Fettsäuren* zu gewinnen und daraus *leichtverdauliche Spezialfette (mct-Fette)* herzustellen. Diese mct-Fette können ohne eine spezielle Verdauungsleistung direkt von der Darmschleimhaut aufgesogen und über die Blutgefäße zur weiteren Verarbeitung in die Leber transportiert werden. Gut verträglich sind ca. 1–1,5 g dieser mct-Fette pro Kilogramm Körpergewicht und Tag. Sie sind mit Vitaminen angereichert in Reformhäusern unter dem Handelsnamen *„mct-Basis-plus-Diätprodukte"* als Margarine, Öl, Käseschmelzecken, Schoko-Streich-Creme und andere pikante Brotaufstriche erhältlich. Interessante Rezeptideen finden sich in dem Büchlein „Leichtverdauliche Küche mit mct-Fetten" der basis-Gesellschaft für Diätetik und Ernährung – München.

Cholesterin

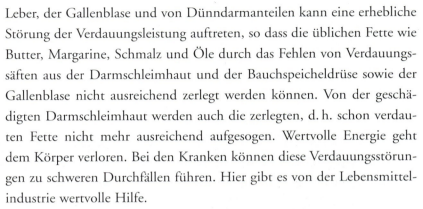

Eine Hilfe gegen Entzündungsprozesse in der Umgebung des Tumorgewebes und zur Aktivierung von Zellen, die für die Immunabwehr (z. B. Monozyten) bedeutsam sind, ist die Aufnahme von sogenannten Omega-3-Fettsäuren. Diese werden als Fischölkapseln angeboten. Die wirksame Tagesdosis beträgt ca. 3–4 g.

Das *Cholesterin* ist eine fettähnliche Substanz. Es entsteht hauptsächlich *durch Eigenproduktion des Organismus in der Leber.* Täglich werden von dem menschlichen Körper ca. 3000 mg Cholesterin gebildet. Der Körper braucht das Cholesterin zur *Synthese verschiedener Hormone* und zum *Auf-*

Vertragen Sie kein Fett?

Jetzt gibt es eine neue Generation von Lebensmitteln – **mct-basis-plus-Produkte** – hergestellt aus kostbaren, pflanzlichen und **leichtverdaulichen** mittelkettigen mct-Fetten. Die Diätprodukte sind angereichert mit lebensnotwendigen, essentiellen Fettsäuren, geben dem Körper die benötigte Energie und erleichtern die Aufnahme von fettlöslichen Vitaminen, Mineralstoffen und Spurenelementen.

(Putencreme ohne Abbildung)

NEU! Das Kochbuch „Leichtverdauliche Küche mit mct-Fetten" ist jetzt erhältlich

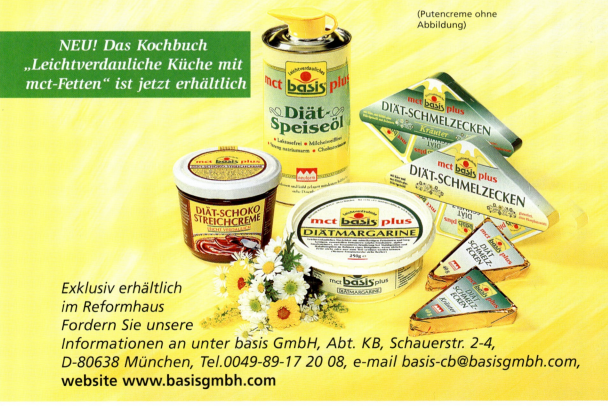

Exklusiv erhältlich
im Reformhaus
Fordern Sie unsere
Informationen an unter basis GmbH, Abt. KB, Schauerstr. 2-4,
D-80638 München, Tel.0049-89-17 20 08, e-mail basis-cb@basisgmbh.com,
website www.basisgmbh.com

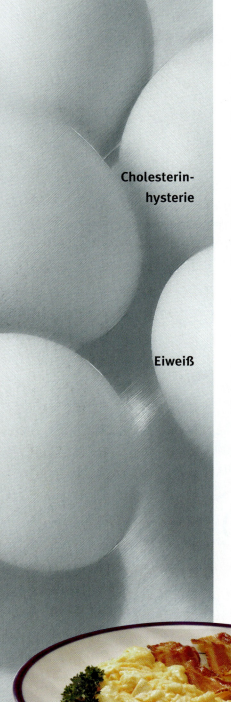

bau der Zellwände. Auch an der *Bildung von Gallensäuren,* die zur Verdauung benötigt werden, ist Cholesterin beteiligt. Viele Betroffene haben Angst, Butter, Sahne und Eier wegen ihres erhöhten Cholesterinspiegels im Blut zu essen. Die Sorgen sind unbegründet, denn wir wissen heute, *dass der Cholesterinspiegel erblich festgelegt ist.*

**Cholesterin-
hysterie**

Durch die Ernährung kann er nur zu 5 – 8 % beeinflusst werden. So muss ein Mensch mit einem gefährlich hohen Cholesterinspiegel spezielle Medikamente einnehmen, um den Cholesteringehalt im Blut zu senken. Oft beobachtet man bei schweren Erkrankungen, dass der Cholesterinspiegel im Blut als Ausdruck der körperlichen Leistungsminderung sinkt. Diese Entwicklung ist nicht positiv zu sehen.

Für den Krebskranken gilt, dass er die *gegenwärtige Cholesterinhysterie* ablegen muss und durchaus Eier, Butter und Sahne essen darf und soll.

Aus dem Eiweiß wird unsere Körperstruktur aufgebaut und erhalten. Unser Körpereiweiß besteht aus 20 Aminosäuren. Acht von diesen Aminosäuren bezeichnet man als unentbehrlich (essentiell), da sie vom Körper nicht selbst produziert werden können. Sie müssen mit der Nahrung zugeführt werden.

Eiweiß

Sogenanntes *„Funktionseiweiß" sind Hormone, Enzyme und die Immunsubstanzen,* die zum normalen Ablauf des Lebens gebraucht werden. Die chemische Fabrik unseres Körpers ist die Leber. Die einzelnen Leberenzyme haben z. B. eine Lebensdauer von etwa 14 Stunden und müssen für einen funktionierenden Stoffwechsel ständig neu gebildet werden.

Die Qualität des Nahrungseiweiß wird als biologische Wertigkeit des Nahrungsmittels bezeichnet. Sie ist abhängig von der Menge der unentbehrlichen Aminosäuren und ihrem Verhältnis zueinander. Tierisches Eiweiß hat eine höhere Wertigkeit als pflanzliches Eiweiß. Vergleicht man die Nahrungsmittel aus biochemischer Sicht hinsichtlich ihrer Aminosäurezusammensetzung, so wird das Vollei als idealer Eiweißspender bewertet. Alle anderen Nahrungsmittel werden in ihrer Eiweißzusammensetzung mit dem Vollei verglichen und eingestuft.

Die Wertigkeit der Nahrung kann durch Mischkost gesteigert werden, z. B.:

– Kartoffeln + Eier, Quark, Käse, Milchprodukte
– Getreide (Mehl, Brot) + Fleisch, Wurst, Fisch, Milchprodukte

Biologische Wertigkeit von Proteinen und Proteingemischen

Protein	biologische Wertigkeit
Vollei	100
Kartoffel	86
Milch	85
Rindfleisch	83
Mais	76
Weizen	58
Kartoffel + Vollei*	137
Weizen + Vollei	118
Weizen + Milch	106

*in einem bestimmten Verhältnis (Fresenius 1990)

Sollte ein Kranker Essschwierigkeiten und Gewichtsverluste aufweisen, ist es bedeutsam, in den täglichen Speiseplan offen oder versteckt mehrere Eier einzubauen. *Zu dem täglichen Frühstück sollte ein Ei gehören,* wobei die Zubereitung nach Belieben gewählt werden kann. Bei Schluckbeschwerden lassen sich Rühreier leichter essen, oder in Suppen können Eier gut verquirlt werden.

Eier

Weitere wertvolle leichtverdauliche Eiweißlieferanten sind die Milch und Milchprodukte. 10 % der gesunden Erwachsenen vertragen keine Milch. Die Unverträglichkeit äußert sich durch Blähungen, Bauchschmerzen und Durchfälle. Ihnen fehlt das Enzym „Lactase", das den Milchzucker spaltet. Bei Krebskranken ist durch Störungen der Verdauungsfunktion eine *Milchunverträglichkeit* häufig zu beobachten. Hier

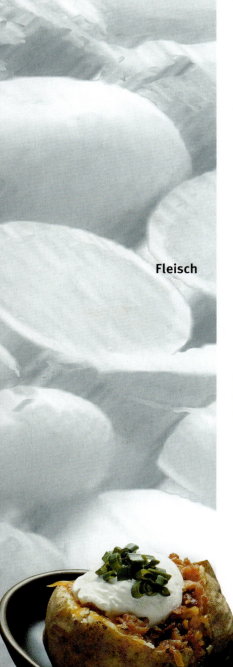

kann Ausgleich geschaffen werden, indem die Milch durch Yoghurt und Yoghurtgetränke ersetzt wird. In *Yoghurt und Schnittkäse* ist der Milchzucker durch Bakterien weitgehend abgebaut. Des Weiteren sind *Quark und Käse* eine wichtige Eiweiß- und Nährstoffquelle. Bei der Vielfalt der Käseangebote ist es auch bei Geschmacksstörungen fast immer möglich, eine von den Erkrankten akzeptierte Sorte zu finden. Die Betroffenen mit Gewichtsverlusten und der Notwendigkeit einer verstärkten Kalorienzufuhr sollten jedoch darauf achten, Milchprodukte mit einem hohen Fettgehalt zu wählen.

Fleisch

Zu den leichtverdaulichen und hochwertigen Eiweißlieferanten gehören das Fleisch und die Wurstwaren sowie Fisch. Viele Krebskranke beklagen eine Abneigung gegenüber Fleisch und Wurst unter den Behandlungen und nach stärkerer Gewichtsabnahme. Bei genauer Befragung bezieht sich diese Aversion aber nicht auf alle Produkte und Zubereitungsarten.

> **Es ist daher außerordentlich wichtig herauszufinden, was ein Kranker akzeptiert und was ihm schmeckt.**

Im Gegensatz zu häufig verbreiteten Meinungen *bewirkt Fleischverzehr keine Krebserkrankung* und eine Fleischkost bei Krebserkrankungen ist nicht als schädlich einzustufen. Fleischkost ist leicht verdaulich und wertvoll in der Eiweißzusammensetzung. Sie ist daher bei Störungen der Verdauungsleistung von großer Bedeutung in der Nahrungszusammenstellung. Auch unterscheiden sich die verschiedenen Fleischsorten nicht in ihrer Wertigkeit, d.h. Schweinefleisch ist ebenso gesund wie Rind-, Kalb-, Lamm- oder Geflügelfleisch. Fleisch enthält nahezu alle Vitamine und Mineralstoffe, die für die Blutbildung vom Körper benötigt werden.

Gerade für die Aufnahme der Folsäure und des Vitamins B12 (Bildung des Hämoglobin in den roten Blutkörperchen) sowie des Eisens und anderer Spurenelemente aus dem Darm in das Blut ist eine fleischhaltige Kost wichtig. So wird das Eisen bei einer vegetarischen Nahrung nur zu 1–7 % durch den Darm aufgenommen und bei Fleischkost zu 11–22 %. So manche *Anämie (Blutarmut)* ist daher nicht nur durch die Erkrankung oder die Behandlungen verursacht, sondern *durch eine falsch gewählte, einseitige vegetarische Ernährung* hervorgerufen.

Für die Behandlungsergebnisse bei einer Strahlen- und Chemotherapie ist eine gute Durchblutung des Tumorgewebes und ein ausreichendes Sauerstoffangebot von großer Bedeutung. *Untersuchungen haben gezeigt, dass die Therapieerfolge bei einer Anämie deutlich schwerer waren,* als bei einem normalen Hämoglobingehalt. Auch die anderen Spurenelemente, wie z. B. Magnesium und Zink werden mit einer Fleischkost besser durch den Darm aufgenommen als bei vegetarischer Kost.

Unter den pflanzlichen Produkten haben die Kartoffeln eine hohe biologische Wertigkeit, d. h. eine optimale Zusammensetzung an essentiellen Aminosäuren. Da auch die Kartoffelstärke als Kohlenhydratlieferant leicht verdaulich ist, sollten Kartoffeln bei einer Speiseplangestaltung eine besondere Beachtung finden.

Bei dem Gemüseangebot in der Kost muss bei einer verminderten Verdauungsleistung des Darmes beachtet werden, dass durch eine falsche Auswahl der Produkte erhebliche Beschwerden bei den Betroffenen ausgelöst werden können. Hülsenfrüchte haben eine relativ hohe biologische Wertigkeit, werden jedoch wie Kohlgemüse oft schlecht vertragen. Auch rohe Salate können Bauchschmerzen und schwere Durchfälle auslösen.

Der Eiweißgehalt in dem für die Erkrankten verträglichen Obst und Gemüse ist oft minimal. So enthält der als ideales und wertvolles Nahrungsmittel angepriesene Apfel kein Eiweiß!

Effekte einer Anämie auf den Behandlungsverlauf

Aminosäuren

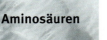

Essentielle Aminosäure in mg/100 g essbarer Anteil

	Äpfel	Kartoffel	Ei	Schnitzel	Haselnüsse
Isoleucin	0	88	92	1070	910
Leucin	0	120	1080	1530	1050
Lysin	0	120	680	1710	450
Methionin	0	31	680	520	160
Phenylalanin	15	90	750	820	600
Threonin	0	79	510	970	470
Tryptophan	0	31	180	270	250
Valin	0	110	1050	1080	1030

Diätfibel (1979), Fa. Fresenius

Vitamine

Vitamine sind Substanzen, die der Körper nicht selbst herstellen kann, die er jedoch zur *Regulierung der Stoffwechselprozesse* benötigt. Die Vitamine werden in *wasser- und fettlösliche Vitamine* (A, D, E, K) eingeteilt.

Bei jeder Erkrankung benötigt der menschliche Organismus mehr Vitamine als ein gesunder Körper. Dieses gilt auch für Krebsleiden. Wichtig ist jedoch zu beachten, dass ein hoher Bedarf an allen Vitaminen vorliegt und nicht nur an den vielfach betonten Vitaminen C oder A.

Ein besonders hoher Bedarf an *Vitamin C* ist bei Rauchern gegeben. Während der gesunde Nichtraucher 75 mg Vitamin C am Tag benötigt, braucht schon der gesunde Raucher ca. 40 % mehr Vitamin C pro Tag.

Erhöhter Vitaminbedarf

Kranke mit *Vitamin B2*-Mangel haben oft eingerissene Mundwinkel, sogenannte Mundwinkelrhagaden.

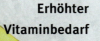

Von großer Bedeutung für das Wachstum und die Zellteilung ist die *Folsäure*. In Verbindung mit dem *Vitamin B12* ist sie für die Bildung und Reifung der roten Blutkörperchen notwendig. Ein Mangel an Vitamin B12 führt auch zu einem Gewebeschwund der Magenschleimhaut. Das Vitamin B12 kommt hauptsächlich in tierischen Lebensmitteln vor. Es wird durch Bakterien im Magen-Darm-Trakt der

Tiere gebildet. In pflanzlichen Lebensmitteln ist das Vitamin B12 nur enthalten, wenn diese einer Fermentation ausgesetzt waren, z.B. Bier, Sauerkraut.

Mineralstoffe sind ebenso wie die Vitamine für den Aufbau von Strukturen (z.B. Knochen) und die Regulierung von Stoffwechselprozessen lebensnotwendig.

Mineralstoffe

So aktiviert das *Magnesium* die verschiedenen Reaktionen des Kohlenhydrat- und Eiweißstoffwechsels. Auch *Zink* ist an der Regulierung des Eiweiß- und Kohlenhydratstoffwechsels beteiligt. Fleischkost erhöht die Bioverfügbarkeit von Zink und Magnesium. Bei einer Mischkost mit tierischem Nährstoffanteil wird z.B. das Zink zu 40 % aus dem Darm aufgenommen und aus pflanzlichen Lebensmitteln nur zu 10 %. Ein Zinkmangel führt zu einer verschlechterten Wundheilung und einem Verlust des Geschmacks- und Geruchsempfindens. Die Auswirkungen des Zinkmangels auf den Organismus lassen sich durch eine ausreichende Zufuhr in der Nahrung, insbesondere mit Fleisch, Leber, Milchprodukten und Schalentieren, wieder beheben.

Magnesium und Zink

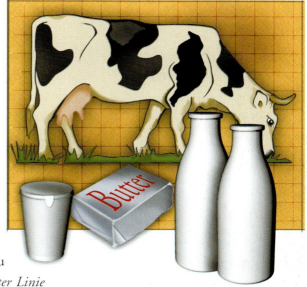

70 % des *Eisens* im Körper kommen in dem Blutfarbstoff (Hämoglobin) vor. Die Aufnahme von Pflanzenkost kann die Resorption des Eisens im Darm bis zu 50 % hemmen. *Die Folgen des Eisenmangels sind in erster Linie eine Anämie.* Der Eisenmangel kann weiterhin zu einer verminderten körperlichen Leistungsfähigkeit, Verhaltensstörungen, einer gestörten Temperaturregulierung und einer erhöhten Infektanfälligkeit führen. Gute Eisenlieferanten sind Fleisch, Fleischerzeugnisse und grüne Gemüse. Die Aufnahme von Eisen im Darm wird durch Vitamin C und Fleischkost gefördert und durch vegetarische Kost oder schwarzen Tee gehemmt.

Ein Mangel an Spurenelementen und Vitaminen kann bei Krebserkrankungen leicht durch eine zu geringe Nahrungsaufnahme entstehen.

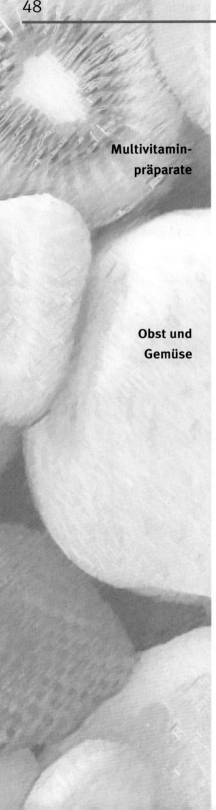

48

Multivitamin-präparate

Appetitlosigkeit, Depressionen, Geschmacksveränderungen, Schwäche, Antriebslosigkeit und Wundheilungsstörungen lassen sich durch einen Mangel verschiedener Spurenelemente und Vitamine erklären. Es ist daher sinnvoll, täglich Multivitaminpräparate einzunehmen, um den Bedarf des Körpers an allen Vitaminen zu decken.

Gemüse und Obst enthalten zwar viele Vitamine und Spurenelemente. Doch ist die große Menge, die ein Kranker benötigt, kaum mehr allein mit dem Verzehr von Obst und Gemüse zu decken. Vor allem, wenn ein Kranker nur wenig Obst oder Gemüse isst, weil er es schlecht verträgt, fehlen dem Körper unentbehrliche Vitamine. In diesem Fall ist die Einnahme eines guten Multivitaminpräparates mit Spurenelementen (Apotheke) empfehlenswert.

Obst und Gemüse

Auf viel Obst und Gemüse sollte man jedoch nach Möglichkeit auch dann nicht verzichten, wenn man ein Multivitaminpräparat einnimmt. Pflanzliche Lebensmittel enthalten nämlich weitere für den Körper wichtige Inhaltsstoffe, die sogenannten bioaktiven Substanzen. Es handelt sich um eine Fülle ganz verschiedener Stoffe. Im Pflanzenreich bestimmen sie die Farbe, den Duft, das Aroma und den Geschmack der Blüten, Blätter und Früchte. Bioaktive Pflanzenstoffe üben im menschlichen Körper wichtige Schutzfunktionen für die Gesundheit aus: sie können beispielsweise Entgiftungsfunktionen im Körper anregen oder die Infektabwehr unterstützen.

100 g Gurke	enthalten	13 mg Vit. C
100 g Kopfsalat	enthalten	20 mg Vit. C
100 g Spargel	enthalten	8 mg Vit. C
100 g Tomaten	enthalten	25 mg Vit. C
100 g Apfel	enthalten	12 mg Vit. C
100 g Pfirsich	enthalten	10 mg Vit. C

Übertreibungen durch Einnahme von *Megadosen einzelner Vitamine oder Spurenelemente sind genauso schädlich wie Mangelangebote.* Als Beispiel dienen hier US-Bürger, deren Einnahme von täglichen Mega-Dosen z. B. des Provitamins A und Vitamin C untersucht und negativ bewertet wurden. So konnte bei großer täglicher Einnahme von Provitamin A oder Beta-Carotin sogar eine Häufung von Krebserkrankungen beobachtet werden. Auch eine übertriebene Einnahme von Spurenelementen ist nicht ungefährlich. So kann eine größere Menge an Zink zu Zinkvergiftungen mit schweren Störungen im Magen-Darm-Trakt führen.

Trinknahrung

Für Kranke mit verminderter Verdauungsleistung oder Essschwierigkeiten hält die Industrie heute wertvolle Hilfestellungen bereit. So gibt es angepasst an die individuellen Bedürfnisse der Betroffenen unterschiedliche Angebote an *Trinknahrung*. Dieses bezieht sich sowohl auf die Zusammensetzung als auch die Geschmacksrichtungen der Getränke. Mit den verschiedenen Zubereitungen der flüssigen Trinknahrung können auch einzelne Organfunktionsstörungen, z. B. eine Zuckerkrankheit oder Nieren- und Leberschäden berücksichtigt werden.

Astronautenkost

Im Volksmund werden die Trinknahrungen als „Astronautenkost" bezeichnet.

Die Getränke bestehen aus leichtverdaulichen und hochwertigen Nährstoffzubereitungen, die auch die notwendigen Vitamine und Spurenelemente in ausreichender Menge enthalten. Sie sind für Kranke in Behandlungsphasen und bei schwerem Krankheitsverlauf mit Gewichtsverlusten als entscheidende Aufbauhilfe anzusehen.

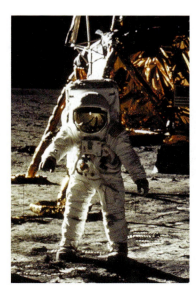

Die *Vielfalt der geschmacklichen Varianten* beinhaltet heute nicht nur die häufig in den Krankenhäusern angebotenen Getränke mit Vanille- und Schokoladengeschmack, sondern vielfältige wohlschmeckende Obstvarianten (Erdbeere, Pfirsich, Ananas, schwarze Johannisbeere und andere) als auch Suppenzubereitungen (z. B. Champignoncreme, Frühlingssuppe usw.) oder Besonderheiten wie Amaretto und Milchkaffee. Je nach der Erkrankungssituation und Verdauungsleistung der Betroffenen können sie ballaststofffrei oder ballaststoffhaltig gewählt werden.

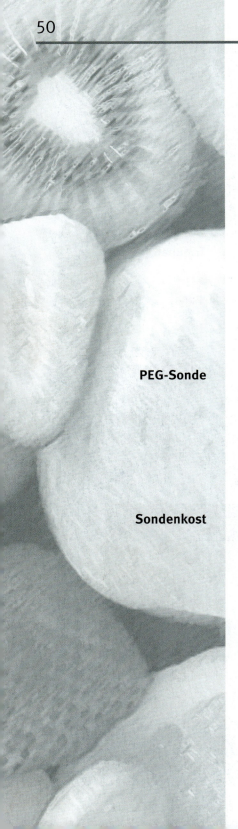

Eine besondere Wertigkeit besitzen für die Aufbauphase bei Gewichtsverlusten Getränke mit einem höheren Kohlenhydratanteil. Eine solche Zusammensetzung weist z. B. das „Energan" (ohne Ballaststoffe) und das „Energan plus" (mit Ballaststoffen) der Firma Fresenius auf. Der Kalorienanteil beträgt 300 kcal in der 200-ml-Packung.

> **Die „Astronautenkost" wird von den Krankenkassen bezahlt und belastet das Budget des Hausarztes nicht, wenn auf den Rezepturen der Vermerk „Praxisbesonderheit und konsumierende Erkrankung" vermerkt ist.**

PEG-Sonde

Sollte durch den Tumor, durch Operationen oder im Rahmen einer Strahlentherapie im Mund-, Halsbereich eine Nahrungszufuhr erschwert oder unmöglich sein, kann über eine dünne Sonde, die vom Magen oder dem Dünndarm durch die Bauchdecke herausgeführt wird, eine vollwertige Ernährung und damit Lebensqualität sowie das Leben sichergestellt werden. Diese PEG-Sonden werden im Rahmen einer Gastroskopie (Magenspiegelung) unter örtlicher Betäubung gelegt. Nach dem Legen der PEG-Sonden werden die Betroffenen von geschultem Pflegepersonal angeleitet, sich selbst mit der Sonde zu versorgen.

Sondenkost

Die Art der *Sondenkost* richtet sich nach der Verdauungsleistung des Betroffenen. Die flüssige Nahrung und Medikamente können mit einer Spritze verabreicht werden. Die Nahrung kann auch gemäß der Schwerkraft einfach aus einem hochgehängten Beutel über die Sonde in den Magen einlaufen oder idealerweise über kleine tragbare, *elektronische Pumpen* verabreicht werden. Will sich der Kranke tagsüber unauffällig unter den anderen Menschen bewegen können, lässt sich mit den Pumpen die Sondenernährung nachts gemäß dem eingegebenen Programm durchführen. Im Zusammenhang mit Schluckstörungen durch die Strahlentherapie ist eine PEG-Sondenernährung nur vorübergehend notwendig. Nach dem Entfernen der Sonde schließt sich die kleine Wunde in der Bauchdecke binnen weniger Stunden.

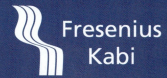
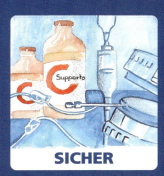
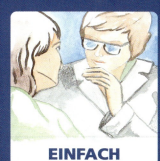
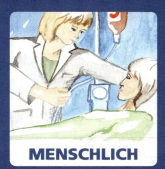
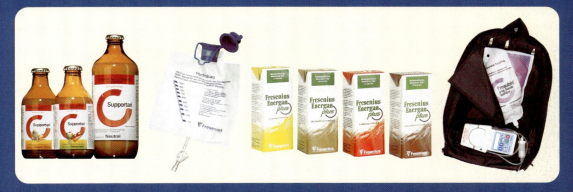

Beispiele von handelsüblicher Trink- und Sondennahrung

(z. B. Firma Fresenius)

Produkt	Produktbeschreibung	Eigenschaften	Geschmacksrichtungen	kcal/100 ml
Fresubin	ballaststofffreie Trink- und Sondennahrung	ballaststofffrei	Vanille, Cassis, Nuss, Pfirsich, Schokolade, Mokka, neutral	100
Fresubin plus	ballaststoffreiche Trinknahrung	ballaststoffreich	Müsli	100
Energan	hochkalorische ballaststofffreie Trinknahrung	hochkalorisch ballaststofffrei	Vanille, Erdbeere, Ananas, Cassis, Sahne-Caramel	150
Energan plus	hochkalorische ballaststoffreiche Trinknahrung	hochkalorisch ballaststoffreich	Schokolade, Erdbeere, Milchkaffee	150
Protenplus	eiweißreiche Zusatznahrung	eiweißreich, reich an ausgewählten Vitaminen und Mineralstoffen	Noisette, Erdbeere, Vanille	100
Fresubin diabetes	Trink- und Sonden-nahrung für Diabetiker	langsam resorbier-bare Kohlenhydrate (Stärke)	Schokolade, Ananas, neutral	90
Survimed renal	Trink- und Sonden-nahrung bei Niereninsuffizienz	eiweißarm, elektrolytarm, flüssigkeitsreduziert	Banane	
Survimed instant	niedermolekulare Trinknahrung	vollresorbierbare Peptiddiät, fettarm	Orange, Banane, Spargelcreme-, Ochsenschwanzsuppe	100

Produkt	Produktbeschreibung	Eigenschaften	Geschmacksrichtungen	kcal/100 ml
Supportan	Trink- und Sonden-nahrung für onko-logische Patienten	fettreich, eiweiß-, reich, kohlenhydrat-arm, reich an Vitamin A, C, E, Selen, -3 Fettsäuren	Amaretto, Milchkaffee, Gemüsecreme, tropische Früchte	130
Frebini Mini Max	hochkalorische Trinknahrung für Kinder	hochkalorisch, MCT-reich, kind-gerechtes Nährstoff-profil, Carnitin, Taurin	Kakao, Erdbeere, Banane	150
Frebini	ballaststoffreiche Trink- und Sonden-nahrung für Kinder	MCT-reich, kind-gerechtes Nährstoff-profil, Carnitin, Taurin	Sahne	100

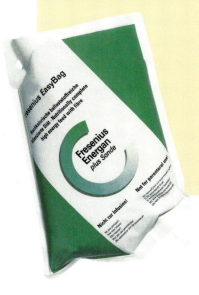
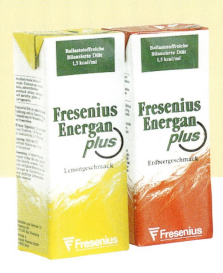
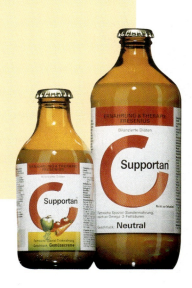

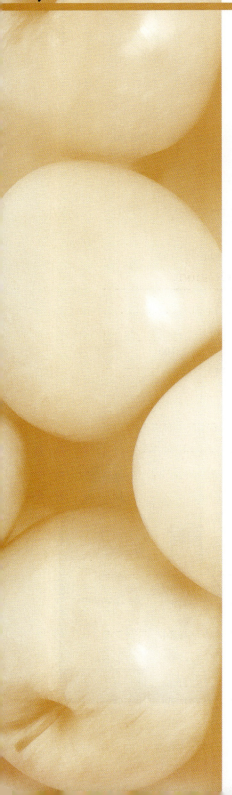

7

Anhang

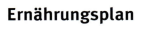

Ernährungsplan

Die Vorlage für einen Ernährungsplan soll für Erkrankte mit Essschwierigkeiten und Appetitlosigkeit als eine Anleitung und Kontrolle zu einer ausreichenden Nahrungsaufnahme dienen. Die ärztlichen Empfehlungen sollen eine falsche Diätauswahl und die Aufnahme unverträglicher Nahrungsmittel vermeiden helfen und eine individuell auf den Kranken und seine Neigungen ausgerichtete, krankheitsbezogene Ernährungsberatung beinhalten.

Kalorientabelle

Die Kalorienangabe für die einzelnen Nahrungsmittel stellt eine Kalkulationshilfe bei der Zusammenstellung und Bewertung der verschiedenen Nahrungsmittel dar. Sie erleichtert die Auswertung der tatsächlich von dem Erkrankten aufgenommenen Kost am Tag.

Ernährungsprotokoll

Für Frau/Herrn: _____

geboren: _____

Gewicht: _____

Körpergröße: _____

Empfohlene Kalorienzufuhr pro 24 Stunden: _____

	Uhrzeit:	Art und Menge der empfohlenen Nahrung
Frühstück		
Zwischenmahlzeit		
Mittagessen		
Zwischenmahlzeit		
Abendbrot		
Nachtmahlzeit		

Sonstige Empfehlungen:

Zusatzkost
(Aufnahme über den Tag verteilt) z. B.: _____

Schokolade _____

Konfekt _____

Nüsse _____

Datum: _____ Unterschrift des Arztes: _____

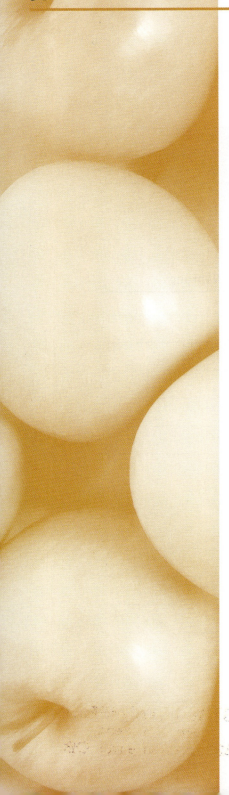

Kalorientabelle

Brennwert

Der Brennwert (Energiegehalt) eines Nahrungsmittels wird in
– Kilokalorien (kcal)
– Kilojoule (kJ)
angegeben. Der Brennwert ist immer als mittlerer Energiewert
zu verstehen.
Die verschiedenen Nährstoffe besitzen folgende mittlere Brennwerte:

1 g Kohlenhydrate	= 4 kcal	= 17 kJ
1 g Eiweiß	= 4 kcal	= 17 kJ
1 g Fett	= 9 kcal	= 37 kJ
1 g Alkohol	= 7 kcal	= 29 kJ

Messhilfen

1 EL Mehl	= ca. 10 g	1 Tl Mehl	= ca. 3 g
1 EL Zucker	= ca. 15 g	1 Tl Zucker	= ca. 5 g
1 EL Reis, Grieß	= ca. 10 g	1 EL Haferflocken	= ca. 10 g
1 EL Margarine	= ca. 10 g	1 Tl Margarine	= ca. 4 g
1 EL Öl	= ca. 10 g		
1 Tasse (Getränk)	= ca. 125 ml	1 Glas (Getränk)	= ca. 200 ml

Kaloriengehalt pro 100 g Nahrungsmittel

Die Kalorienwertangaben beinhalten jedoch keine Angaben über die Zusammensetzung der Nahrungsmittel bezüglich der einzelnen Nährstoffe. So sind in 100 g Apfel 10 g verwertbare Kohlenhydrate, jedoch kein Eiweiß und keine Fette enthalten. Die Angaben sind der Nährwert-Tabelle nach Souci, Fachmann, Kraut (16) entnommen.

Nährmittel

Lebensmittel	enthält viel *	kcal	kJ
Weizenmehl, Type 405	E, K	332	1410
Roggenmehl, Type 1150	E, K, V	316	1343
Reis geschält	K, M, V	344	1461
Eierteigwaren	E, K, M, V	354	1504
Haferflocken	E, K, M, V	366	1555
Cornflakes	K	353	1498

Brot, Backwaren

Lebensmittel	enthält viel *	kcal	kJ
Brötchen	E, M	249	1057
Roggenmischbrot	E, M	217	922
Weißbrot, Toast	E, M	260	1102
Zwieback	K	368	1563
Butterkeks	K	428	1817

* E = Eiweiß, F = Fett, K = Kohlenhydrate, M = Mineralstoffe,
  V = Vitamine

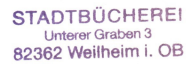

Milch, Milchprodukte

Lebensmittel	enthält viel *	kcal	kJ
Trinkmilch	E, F, M, V	65	274
Buttermilch	E, M, V	37	157
Schlagsahne 30 % Fett	F	308	1302
Kondensmilch 10 % Fett	–	123	521
Speisequark 40 % Fett	E, F	160	675
Joghurt aus Trinkmilch	E, F, M, V	71	300
Frischkäse, Doppelrahmstufe	F, M, V	340	1439
Brie (50 % Fett)	E, F, M, V	345	1458
Butterkäse	E, F, M, V	345	1458
Gouda (45 % Fett)	E, F, M, V	365	1543
Emmentaler (45 % Fett)	–	384	1623
Camembert (40 % Fett)	–	275	1165

Fleisch

Lebensmittel	enthält viel *	kcal	kJ
Rinderfilet/Tatar	E, M, V	116	494
Rindfleisch/Rostbraten	E, F, M	223	943
Roastbeef	E, M, V	121	512
Kalb, Schnitzel/Filet	E, M, V	95	403
Rinderzunge	E, F, M, V	207	876
Schwein, Schnitzel/Filet	E, F, M, V	162	685
Schulter	–	161	681
Schweinekamm	E, F, M, V	183	774
Kotelett	E, F, M, V	164	693
Hammelfleisch, Filet	E, M, V	112	476
Hammelkotelett	E, F, M, V	348	1469
Hammelfleisch/Schulter, Bug	E, F, M, V	287	1215

* E = Eiweiß, F = Fett, K = Kohlenhydrate, M = Mineralstoffe,
  V = Vitamine

Innereien

Lebensmittel	enthält viel *	kcal	kJ
Schweineleber	E, M, V	134	567
Geflügelleber (Huhn)	E, M, V	146	611
Schweineniere	E, M	113	478
Rinderniere	E, M	112	476
Kalbsbries	E, M	99	422

Wild/Geflügel

Lebensmittel	enthält viel *	kcal	kJ
Kaninchen	E, F, M, V	152	642
Rehfleisch, Rücken	E, M	122	518
Brathähnchen	–	133	563
Ente	E, F, M, V	227	961
Gans	E, F, M, V	342	1445
Pute	E, F, M, V	216	913

Wurst, Schinken, Speck

Lebensmittel	enthält viel *	kcal	kJ
Leberwurst	E, F, M, V	420	1776
Leberkäse	E, F	320	1351
Bierschinken	E, F, M, V	235	993
Mortadella	E, F	345	1457
Cervelatwurst	E, F, M, V	456	1929
Gelbwurst	E, F	342	1443
Bockwurst	E, F, M	277	1171
Wiener Würstchen	E, F, M	279	1181
Weißwurst	E, F, M, V	287	1215

* E = Eiweiß, F = Fett, K = Kohlenhydrate, M = Mineralstoffe,
  V = Vitamine

Schinken	–	239	1011
Speck, fett	F	812	3428

Fisch

Lebensmittel	enthält viel *	kcal	kJ
Forelle	E, M, V	102	434
Karpfen	E, M, V	115	488
Seelachs	E, M, V	74	314
Lachs	E, F, M, V	202	855
Makrele	E, F, M, V	182	770
Aal, geräuchert	E, F, M, V	329	1391
Thunfisch in Öl	E, F, M, V	283	1199

Fette, Öle, Eier

Lebensmittel	enthält viel *	kcal	kJ
Butter	F, V	754	3184
Margarine	F, V	722	3050
Diät-Margarine	F, V	722	3050
Schweineschmalz	F	898	3790
Maiskeimöl	F, V	900	3800
Sonnenblumenöl	F, V	898	3792
Mayonnaise, 80 %	F	748	3078
Vollei	E, F, V	154	650
1 Ei, ca. 60 g, Gw.kl. 3	E, V	92	390

Kartoffeln, Gemüse

Lebensmittel	enthält viel *	kcal	kJ
Kartoffeln, ungeschält, gegart	M, V	71	300

* E = Eiweiß, F = Fett, K = Kohlenhydrate, M = Mineralstoffe,
  V = Vitamine

Spargel	M, V	17	73
Rote Beete	M	41	175
Spinat	M, V	15	64
Zucchini	–	18	78
Tomaten	M, V	19	72
Gurken	–	12	52
Champignons	M	15	65
Blumenkohl	M, V	23	98
Bohnen, grün	V	32	138
Möhren	M, V	25	107
Erbsen	M, V	81	344
Paprika, rot	M, V	21	90
Chinakohl	M, V	13	54

Obst

Lebensmittel	enthält viel *	kcal	kJ
Apfel	–	54	229
Ananas	V	56	236
Apfelsine	V	41	176
Banane	M, V	92	389
Birne	V	55	235
Erdbeeren	V	32	135
Heidelbeeren	V	36	153
Himbeeren	M, V	33	142
Johannisbeeren, schwarz	M, V	44	187
Kiwi	–	51	217
Kirschen, süß	M, V	63	266
Pfirsiche	M, V	42	177
Weintrauben	–	70	296

* E = Eiweiß, F = Fett, K = Kohlenhydrate, M = Mineralstoffe,
  V = Vitamine

Süßwaren, Nüsse, Eis

Lebensmittel	enthält viel *	kcal	kJ
Zucker	K	399	1697
Honig	K	302	1284
Marzipan	K	486	2060
Milchschokolade	F, K	537	2273
Nussnougatcreme	K	533	2255
Eiskrem	K	205	868
Fruchteis	K	139	589
Erdnüsse, geröstet	E, F, M, V	601	2540
Haselnüsse	E, F, M, V	648	2739
Walnüsse	E, F, M, V	669	2826
Kokosnüsse	F	363	1535

Getränke (100 ml)

Lebensmittel	kcal	kJ
Apfelsaft	48	204
Apfelsinensaft, Handelsware	44	188
Cola-Getränke	43	180
Limonaden mit Fruchtsäften	30 – 48	125 – 200
Tomatensaft	17	73
Vollbier, hell	44	190
Malzbier	53	224
Rotwein, leicht	80	343
Dessertwein	160	670
Sekt, trocken	84	351
Weinbrand	240	1000
Whisky	250	1050

* E = Eiweiß, F = Fett, K = Kohlenhydrate, M = Mineralstoffe,
  V = Vitamine

Begriffserläuterungen

Abdomen: Bauch

Alternativdiät: von der üblichen Mischkost abweichende einseitige Bevorzugung oder Ablehnung bestimmter Nahrungsmittel oder deren Zubereitungsart

Anämie: Mangel an roten Blutkörperchen

Astronautenkost: leichtverdauliche, hochwertige, industriegefertigte Trinknahrung in verschiedenen Zusammensetzungen und Geschmacksrichtungen

Ballaststoffe: für den Menschen unverdauliche Zuckerverbindungen

Cholesterin: eine vom menschlichen Körper selbstproduzierte Fettart

Dumping I-Syndrom: Dehnungsschmerz der Speiseröhre und des Darmes nach Nahrungsaufnahme

Dumping II-Syndrom: Kreislaufstörungen durch eine Unterzuckerung des Blutes

Energiestoffwechsel = Grundumsatz: Energiebedarf des Körpers für einen geordneten Stoffwechsel

Fructose: Fruchtzucker

Gastrektomie: vollständige Magenentfernung

Glucose: Traubenzucker

Glycerin: gesättigter Alkohol

Grundumsatz: Energiebedarf des menschlichen Körpers

Kalorie: Brennwert eines Nährstoffes

Knochenmetastasen: Absiedelungen von Krebsgewebe in Knochen

Lactose: Milchzucker

Lactase: Enzym im Darm, das den Milchzucker spaltet

Mundwinkelrhagaden: schmerzhafte Hauteinrisse in den Mundwinkeln

Osteoporose: krankhafter Knochenabbau durch Hormonmangel oder Inaktivität

Praxisbesonderheit: schwere Erkrankung mit unverzichtbarem Medikamentenbedarf

Primärbehandlung: Erstbehandlung

Reduktionskost: Mangelernährung durch Nahrungsmittelauswahl und aufgenommene Nahrungsmenge, die zu Gewichtsverlusten führt

vegetarisch: pflanzlich

Zytokine: aktivierende körpereigene Substanzen des Immunsystems

Literaturverzeichnis

1. C. Bruha: Leichtverdauliche Küche mit mct-Fetten, basis-Gesellschaft für Diätetik und Ernährung mbH, München

2. D. Dietrich (1986): Zivilisationskrankheit Krebs, pmi-Verlag, Frankfurt / Main

3. J. Elmadfa, D. Fritzsche, W. Aign (1994/95): Nährwerte, Fa. Nordmark

4. F. Feldl, B. Koletzko (1998): Ausgewogene Ernährung durch Fleischverzehr, Deutsches Ärzteblatt 11

5. C. Hollerbach, T. Andus (1996): Zytokine, Stoffwechsel und Ernährung: Ein kompliziertes Wechselspiel, Ernährungs-Umschau 43: 4

6. A. Jordan, J. Stein (1997): Pathophysiologie der Tumorkachexie, Ernährungs-Umschau, Heft 7

7. H. Kasper (1996): Ernährungsmedizin und Diätetik, Urban & Schwarzenberg, München, Wien, Baltimore

8. H. J. Lübke, S. Kalde (1995): Ernährungstherapie bei Tumorerkrankungen, Schweizerische Rundschau für Medizin (Praxis) 84: 47

9. H. Lübke, S. Kalde, C. H. Sollenböhmer, T. Frieling (1993): Möglichkeiten und Grenzen der Ernährungstherapie von Tumorpatienten, medwelt 44: 423–30

10. M. J. Müller, O. Selberg, H. U. Lantz, A. Weinmann, H. J. Meyer, H. Canzler: Tumorkachexie (1991): Pathophysiologische Grundlagen und ernährungstherapeutische Aufgabe, Akt. Ernähr. – Med., 16: 1–6

11. G. Ollenschläger: Mangelernährung bei Tumorpatienten: 2. intensivierte orale Ernährungstherapie (1991), Ernährungsumschau 38: 2

12. G. Ollenschläger, K. Konkol, F. Sander, H. Moll, K. Neumaier, B. Haydous, G. Kotthoff (1990): Orale Ernährungstherapie des internistischen Tumorkranken – ein integraler Bestandteil der supportiven Behandlungsmaßnahmen, Akt. Ernähr.–Med. 5: 66–71

13. D. Sailer: Probleme der Ernährung und Führung krebskranker Patienten (1985): Fortschr. Med. 103: 14

14. F. Senser, H. Scherz (1987): Der kleine „Souci–Fachmann–Kraut". Lebensmitteltabelle für die Praxis, Wiss. Verlagsgesellschaft, Stuttgart

15. G. Zürcher (1996): Maligne Tumoren: Ernährung 1996. Akt. Ernähr. – Med. 21: 298–305

16. Souci, Fachmann, Kraut (1994): Die Zusammensetzung der Lebensmittel. Nährwerttabellen, 5. Auflage medpharm, Stuttgart